からだに
やさしい
がん治療の本

PETCTによる診断と
サイバーナイフの治療

渡邉一夫／堀 智勝 監修
福島孝徳／宮﨑紳一郎 著

監修者まえがき

　南東北病院グループでは「すべては患者さんのために」を理念に掲げて、一人でも多くの患者さんの命を大切に守るべく、いわゆる先端医療といわれている陽子線治療、ガンマナイフ、サイバーナイフ、強度変調放射線治療IMRT、ホウ素中性子補足療法BNCT、PETCT検査など、まだまだ限られた医療機関でしか受け入れられていない様々な治療や検査をいち早く導入して実施してきております。また、開かれた病院を目指して、一般の方からのがんの悩み相談を受けて、可能な限り患者さんと地域のために活動を続けてきております。

　このたびは、2012年8月に川崎市麻生区に開院した新百合ヶ丘総合病院のサイバーナイフセンターよりその治療の経験を中心に、私と同じ目標、理想を持って、東京で活躍した頃より永く現在まで共に歩んできました現Duke大学脳神経外科教授の福島孝徳先生が、弟子の宮﨑紳一郎先生と小冊子をまとめられることになりました。生の臨床現場のがん治療者の肉声がいささかでも、一般の方々へお届けできるかもしれないと拝察しました。

　どうぞ、ご一読をよろしくお願いする次第です。

　併せて今後共、当グループへのご指導、ご鞭撻をよろしくお願いします。

南東北グループ
一般財団法人　脳神経疾患研究所附属　総合南東北病院
理事長　総長
渡邉一夫

刊行にあたって

脳ドック・ＰＥＴがん検診の勧め

　日本は世界一の長寿国といわれます（平均寿命80 〜 90歳）。その一方で、年間1 〜 2万人ずつの国民が、がんによって命を落としています（年間国民死亡率第1位、がん死亡35万人）。なかでも、小児の脳腫瘍やがんも多く、しかも、小児は手遅れになるケースが多いのです。

　がんの原因は色々ありますが、ここで私が言いたいことは、タバコによる害です。皆さんの中にも、おそらくタバコを吸う人も多くいるでしょう。

　過去50年間にわたる米国のNIH（National Institutes of Health：アメリカ国立衛生研究所）とAMA（American Medical Association：米国医師会）の厖大な研究によると、タバコが100％有害であることが証明されています。タバコによる喫煙は、喫煙者本人のがん発生率の著明増加のみならず、すべての脳血管疾患（脳卒中）、心臓血管病に悪影響を及ぼします。影響を受けるとやがて、慢性呼吸器疾患に陥り、結果として長生きはできません。

　吸った人が受けるタバコの害は、吸わない人に比べて30倍リスクが高くなると言われています。しかも、煙と灰が散ることによって、公害や火事のもとになるばかりか、臭いも広がり、子供・婦人などを含めて周囲に２次的受動喫煙という煙害を引き起こすのです。日本の将来を慮れば、政府は国を挙げて日本全国に禁煙運動を展開しなければならないぐらいです。また、たばこを供給している会社も、有害物質を販売するのを直ちに中止し、健康産業に転換することを切に願うものです。

　がんの原因は、何もタバコだけに限りませんが、できるだけ早期に治療することで、がんを撃退できることはできます。今、脳腫瘍や頭蓋底腫瘍などに対処する要となっているのは、ドック検診です。日本は世界一医療費が安く、検診費用も極めて廉価といわれます。ドックの検査機器（ＣＴ、ＭＲ、ＰＥＴ）は現在、極めて高解像度であり、正確なうえ、ミリ単位による異常を発見することができます。ドックによって１〜２センチ以下の腫瘍が発見できれば、早期手術によってほとんどの方々が合併症なく全治できるのです。

　現在では、腫瘍が進行して発見された場合でも、手術、放射線治療、化学療法等の先進医療によって多くの患者さんが全治あるいは延命により長生きができる時代になりました。もし、早期発見・早期治療ができれば、治癒する見込みは飛躍的に高くなるのです。ですから今こそ、国民的運動として赤ちゃんからお年寄りまで、年１回の

脳ドック、がん検診をお勧めしたいのです。

　巷では"医者に殺されないため"とか"切らずに全治"といった類の本が出回っています。全国の優秀な外科医にとっては誠に悲しいことですが、言論の自由の誤った弊害と思うしかありません。患者さんとしては、困惑する内容といえなくもないでしょうが、がん治療にあたっては、確実な医学知識、医療技術を持ち、豊富な臨床経験を有する熟達した名医を探し出し、正しい治療を受けられることを願ってやみません。

　さて、21世紀に入り、放射線治療機器がコンピュータやハイテク技術を多く取り入れて目覚ましい進歩を遂げています。従来のようなコバルト治療やラジウム治療、Ｘ線治療はもはや過去のものとなっています。現在のコンピュータ定位的、焦点放射線治療の目玉は、サイバーナイフです。3次元的で精密なコンピュータRobot制御によって数百本のＸ線ビームが正確にがん病変を照射できることから、周囲の組織は保護されます。さらに、頭蓋底、頭頸部、全身といったがんに対する最新治療機器には、プロトン陽子線治療と中性子治療があります。本書には、こうした先進治療を詳しく解説しています。

　最後に、本書に関わった方々をご紹介します。本書の統括監修者の渡邉一夫先生は、南東北総合医療ケアグループの総師です。全世界ですべてのハイテク医療機器（ガンマナイフ、サイバーナイフ、バリアンノバリス、プロトンセンター、中性子センター）を保有しているのは、渡邉一夫先生ただ一人です。先生は1980年以来、無一文から一人で全国屈指の南東北メディカルセンター Health Care Systemを作り上げた日本医療界の風雲児であり、かつ日本の正しい医療改革の旗手でもあります。そしてもう一人、新百合ヶ丘総合病院サイバーナイフセンター所長の宮﨑紳一郎先生は、自験例4,000人以上を有する全国トップのサイバーナイフ専門医です。本書にも、数多くの症例を紹介していますので、ぜひ治療を受けるうえでご参考ください。

　本書が少しでも、がんなどに苦しむ患者さんのお役に立つことができれば望外の喜びです。

　「すべては患者さんのために」

Duke大学脳神経外科教授
全国福島孝徳脳神経センター最高顧問
福島孝徳

監修にあたって

　宮﨑紳一郎先生のサイバーナイフ治療に対する情熱は目を瞠るものがあります。新百合ヶ丘総合病院が開設された2012年8月から2014年12月26日までの症例数2,924例、分割照射数11,480件という数字は驚嘆するものがあります。病院の近隣に居を構え、夜討ち朝駆けさながらに研究、治療に没頭されている宮﨑先生に心から敬意をはらいたいと思います。

　私が女子医大在任中にはガンマナイフ担当の林基弘先生と一緒に働きました。彼の情熱もすさまじいものがあり、その努力が実り2015年は国際学会の会長となり、盛大な会が開かれる予定です。彼が脳外科医としてガンマナイフを始めて間もなく、私が女子医大の主任教授に就任しましたが、その当時は手探り状態で治療にあたっていた林先生をみて、フランスのマルセイユ大学のレジス教授の所に留学を勧めました。その後の活躍はまことに目を瞠るものがあります。宮﨑先生もスタンフォード大学のアドラー教授に師事して、彼の研究の方向性が定まったものと推察します。

　何ごとも10年間頑張れば、ものになるということが言われておりますが、林先生も宮﨑先生も良い師を得て、現在では自由にのびのびと治療と研究をされ、ガンマナイフとサイバーナイフのそれぞれの長所を生かして、悩める患者さんをこれからも救い続けていただきたいと思います。

　私も新百合ヶ丘総合病院にて開設当初から仕事をさせていただいておりますが、手術だけでは到底、脳外科の疾患のマネジメントは不可能です。一例を挙げさせていただきますと脳幹の境界不鮮明なグリオーマの18歳の患者さんが、軽い片麻痺と外転神経障害で夏前に来院されました。手術適応はありません。宮﨑先生にお願いしてサイバーナイフで治療していただきました。その後はステロイド内服にて外来で経過を見ていますが、治療の翌年にはある有名大学に合格され、この4月で2年生になります。症状も殆ど消え、ステロイドも中止しています。また宮﨑先生がサイバーをあてて、血管は殆ど潰れた左後頭葉の脳動静脈奇形は脳浮腫のために、開頭手術を私が行いました。全く出血せず、全摘出が可能で、摘出に伴う合併症もなしです。

　このように数々の症例をお互いに助け合って治療にあたっていますが、ガンマナイフとは明らかに治療効果が異なった症例にしばしば遭遇します。

　今後とも宮﨑先生とコンビを組んで、困難な症例に立ち向かって行きたいと思っております。今回は立派な御著書の完成まことにおめでとうございます。

新百合ヶ丘総合病院名誉院長
堀　智勝

からだにやさしい
がん治療の本

PETCTによる診断とサイバーナイフの治療

目次

監修者まえがき　渡邉一夫 ………………………………………………………… 1
刊行にあたって　福島孝徳 ………………………………………………………… 2
監修にあたって　堀 智勝 ………………………………………………………… 4

第1章　早期発見・早期手術とサイバーナイフ治療

❶がんとは何か …………………………………………………………………… 10
❷がん難民とは …………………………………………………………………… 12
❸「がん＝手術」は正しいのか ………………………………………………… 14
❹先進医療とセカンドオピニオン ……………………………………………… 16
❺まずは早期発見・早期手術、そして放射線治療へ ………………………… 18
❻治療を決めるのは患者さん自身 ……………………………………………… 20
　ＣＴ開発にビートルズの大ヒットが関係している!? ……………………… 22

第2章　がん治療を支える検査方法と画像診断システム

❶放射線とは ……………………………………………………………………… 24
❷放射線とがんとの関係 ………………………………………………………… 26
❸がん治療に必要な検査方法 …………………………………………………… 28
❹核医学検査とは ………………………………………………………………… 30
❺ＣＴについて …………………………………………………………………… 32
❻ＰＥＴとは ……………………………………………………………………… 34
❼ＰＥＴとＣＴの組合せで画像診断が飛躍的に向上 ………………………… 36
❽ＰＥＴＣＴを効果的に活かすためには ……………………………………… 38
　ＰＥＴＣＴの重要性と各専門医との連携について ………………………… 40

第3章　患者の負担を軽減する治療法「サイバーナイフ」

❶放射線治療にはどんな方法がありますか？ ………………………………… 42
❷サイバーナイフとは何ですか？ ……………………………………………… 44
❸サイバーナイフの構造はどうなっていますか？ …………………………… 46
❹サイバーナイフはどんな部位にも対応できますか？ ……………………… 48
❺サイバーナイフはどんな手順で治療するのですか？ ……………………… 50
❻副作用など治療にかかるリスクはないのですか？ ………………………… 52
　サイバーナイフにミサイル技術が応用されている!? ……………………… 54
　サイバーナイフ開発までの経緯 ……………………………………………… 54

第4章　サイバーナイフの治療例

　２年５ヵ月の治療症例数と治療部位について ……………………………… 56

1. 頭頸部がん

- ❶ 骨肉腫（外耳道・頸静脈孔） 20代女性 …………………………………… 58
- ❷ 外耳道がん 60代男性 …………………………………………………………… 59
- ❸ 喉頭がん（扁平上皮がん：大） 50代女性 …………………………………… 60
- ❹ 喉頭声門がん（高齢者） 70代男性 …………………………………………… 60
- ❺ 悪性グロムス腫瘍 60代男性 ………………………………………………… 61
- ❻ 鼻腔悪性黒色腫 70代男性 …………………………………………………… 61
- ❼ 咽頭喉頭がん（大） 50代男性 ………………………………………………… 62
- ❽ 上顎がん（扁平上皮がん） 70代男性 ………………………………………… 63
- ❾ 頸部食道がん 70代女性 ……………………………………………………… 63
- ❿ 篩骨洞がん 70代男性 ………………………………………………………… 64
- ⓫ 上咽頭がん（頭蓋底転移） 50代男性 ………………………………………… 64
- ⓬ 腺様嚢胞がん（上咽頭） 60代女性 …………………………………………… 65

2. 歯科口腔外科

- ❶ 舌がん 60代女性 ……………………………………………………………… 66
- ❷ 口底がん 60代男性 …………………………………………………………… 67
- ❸ 上顎歯肉がん 60代女性 ……………………………………………………… 67

3. 甲状腺がん

- ❶ 甲状腺乳頭がん 60代女性 …………………………………………………… 68
- ❷ 甲状腺乳頭がん 80代女性 …………………………………………………… 68
- ❸ 甲状腺濾胞がん（胸骨転移） 70代男性 ……………………………………… 69

4. 肺がん

- ❶ 肺扁平上皮がん 80代男性 …………………………………………………… 70
- ❷ 肺扁平上皮がん（縦隔リンパ節転移） 70代男性 …………………………… 70
- ❸ 肺腺がん（胸椎転移） 70代男性 ……………………………………………… 71
- ❹ 肺腺がん（骨転移、腰椎転移） 60代女性 …………………………………… 71
- ❺ 胸腺がん（骨転移、腹膜転移） 60代男性 …………………………………… 72
- ❻ 中咽頭がん（肺転移） 60代男性 ……………………………………………… 72
- ❼ 肺大細胞がん（右副腎転移） 70代男性 ……………………………………… 73
- ❽ 肺扁平上皮がん 70代男性 …………………………………………………… 73

5. 乳がん

- ❶ 乳がん（胸骨転移、骨盤転移） 60代女性 …………………………………… 74
- ❷ 乳がん（胸骨、腋窩リンパ節転移） 50代女性 ……………………………… 75
- ❸ 乳がん 70代女性 ……………………………………………………………… 75

❹乳がん(頭蓋底転移、頭蓋骨転移、脊椎転移、肝転移)　50代女性 …………………… 76

6. 肝細胞がん

❶肝細胞がん(腹部リンパ節転移)　60代男性 …………………………………………… 77
❷肝細胞がん(縦隔リンパ節転移)　70代男性 …………………………………………… 77
❸肝細胞がん(恥骨転移)　70代男性 ……………………………………………………… 78

7. 腹部

❶腎がん(副腎転移)　60代男性 …………………………………………………………… 79
❷腎がん(下大静脈腫瘍塞栓)　80代男性 ………………………………………………… 79
❸直腸がん(再発)　70代女性 ……………………………………………………………… 80
❹胃がん(傍大動脈リンパ節転移)　70代女性 …………………………………………… 80
❺大腸がん(リンパ節転移)　60代女性 …………………………………………………… 81
❻子宮体がん(術後、腹部リンパ節転移、頸部リンパ節転移)　40代女性 …………… 81
❼S状結腸がん(術後、腹部大動脈周囲リンパ節転移)　50代男性 …………………… 82

8. 骨盤

❶子宮体がん(再発)　70代女性 …………………………………………………………… 83
❷子宮体部肉腫(再発)　60代女性 ………………………………………………………… 83

9. 脊椎転移

❶血管周囲腫(脊椎転移、肋骨転移)　50代男性 ………………………………………… 84
❷腎がん(腰椎転移、腹部傍大動脈リンパ節転移)　70代男性 ………………………… 84

10. 頭蓋内病変

❶下垂体腺腫(非機能性)　40代女性 ……………………………………………………… 85
❷頭蓋咽頭腫　40代女性 …………………………………………………………………… 85
❸第三脳室頭蓋咽頭腫　70代女性 ………………………………………………………… 86
❹大孔部髄膜腫　40代女性 ………………………………………………………………… 87
❺錐体部髄膜腫(顔面けいれん、失聴)　60代女性 ……………………………………… 87
❻視神経鞘髄膜腫　70代女性 ……………………………………………………………… 88
❼眼窩内三叉神経鞘腫　50代女性 ………………………………………………………… 89
❽肺小細胞がん(脳転移:小脳転移)　60代男性 ………………………………………… 89
❾MALTリンパ腫(眼窩内)　60代男性 …………………………………………………… 90
❿脳動静脈奇形　30代男性 ………………………………………………………………… 90
⓫海綿状血管腫(海綿静脈洞部)　30代女性 ……………………………………………… 91

本書の執筆にあたって　宮﨑紳一郎 ………………………………………………… 92

第1章
早期発見・早期手術とサイバーナイフ治療

❶がんとは何か
❷がん難民とは
❸「がん＝手術」は正しいのか
❹先進医療とセカンドオピニオン
❺まずは早期発見・早期手術、そして放射線治療へ
❻治療を決めるのは患者さん自身

1 がんとは何か

「がんとは何でしょうか」

こう質問すると、色々な答えが返ってくるでしょう。不治の病だという人もいれば、早期発見・早期治療をすれば完治する可能性もある病、という人もいます。がんと聞くと怖くて仕方ないという人の話も聞きます。

●がんにかかる人は今や2人に1人の時代

私たちのところには、毎日、がん治療についての問い合わせが多数寄せられています。放射線治療に関していえば、実際に治療をしている患者さんは毎日何十人といます。これが1年365日、ほぼ休みなく治療を続けているのが実情です。初診の人、紹介状を持って来られる人、私たちの病院のサイトをご覧になってこられる人、色々です。

今、日本のがん患者は、2人に1人といわれています。年間にすると60万人以上の人ががんと診断されています。そして、3人に1人が何らかのがんで亡くなっています。その数は、年間36万人を超えるといわれます。

一昔前までは、死亡する人の第一位は脳梗塞や脳卒中などの脳血管疾患でした。ところが1971年から死亡の第1位は悪性新生物、つまり「がん」が死亡率の第1位となり、現在もずっと増え続けています(右頁図表参照)。

どうしてがんによる死亡は増えたのか、その理由は色々あげられていて、欧米型の食習慣になったからとか、生活リズムが変わってきた、喫煙率の増加など、色々いわれています。

日本は世界一の長寿国といわれていますが、一方では、世界一のがん大国とも揶揄されています。じつは、長寿になったことによって、がん罹患率が上昇するという皮肉な結果を生み出しているのです。それはなぜかというと、高齢になればなるほど、がんを発症するリスクが高くなるからです。

●誰もがかかる可能性がある

最初の質問に戻りますが、そもそも「がん」とは何でしょうか？ 私たち人間の体は、60兆個もの細胞でつくられています。その細胞のなかには、ＤＮＡと呼ばれる遺伝子が組み込まれていて、これが細胞を生み出す設計図になっています。

私たちの細胞は日々、新しい細胞をつくり続けていて、古い細胞はやがて死滅します。ところが、細胞をつくり続けるなかで、何らかの理由でＤＮＡに傷がつき、それがもとで細胞が突然変異を起こします。これが「がん」です。

若いときは細胞が活性化していますので、たとえ細胞が傷ついてもすぐに再生されますが、加齢とともに徐々にそのスピードが衰えます。すると、ＤＮＡの傷ついた細胞がやがて増殖し、それが体内に広がっていくのです。

この「がん」化した細胞は、増殖のスピードを上げながら、どんどん仲間を増やし続けます。そして、体内の栄養をどんどん吸収していくのです。がんにかかった患者さんが痩せてしまうのはこのためです。

がん細胞は、健康な体であってもつくられているといわれます。しかし、人間の体には免疫細胞があって、がん細胞を破壊してくれているのです。がんという病気は、他人事でもなんでもなく、誰もがかかる可能性があるのです。

主な死因別にみた死亡率の年次推移

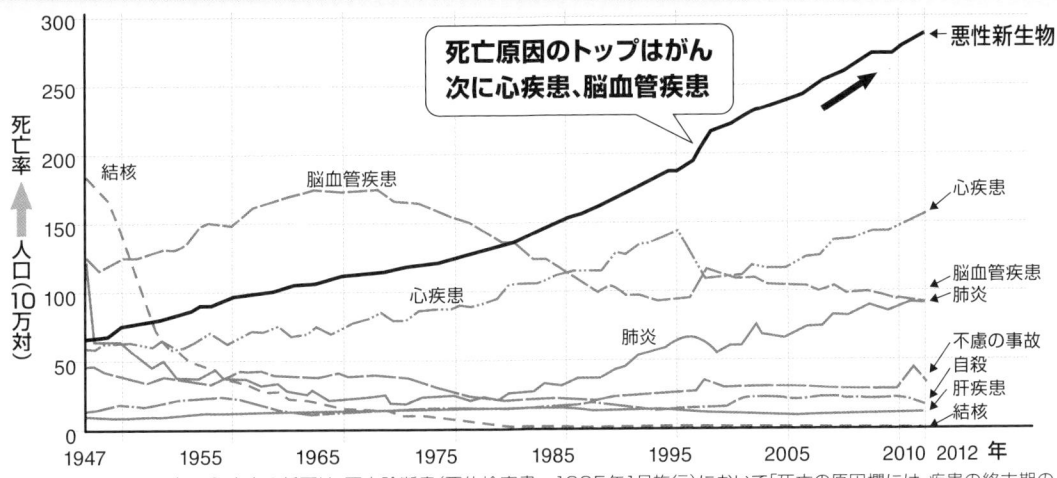

死亡原因のトップはがん
次に心疾患、脳血管疾患

（縦軸：死亡率／人口（10万対）、横軸：1947〜2012年）

悪性新生物、結核、脳血管疾患、心疾患、肺炎、不慮の事故、自殺、肝疾患

注1　1994・1995年の心疾患の低下は、死亡診断書（死体検案書　1995年1月施行）において「死亡の原因欄には、疾患の終末期の状態としての心不全、呼吸不全等は書かないでください」という注意書きの施行前からの周知の影響によるものと考えられる

注2　1995年の脳血管疾患の上昇の主な要因は、ICD-10（1995年1月適用）による原因死選択ルールの明確化によるものと考えられる

資料：平成24年人口動態統計月報年計（概数）の概況（厚生労働省）

死亡数が多い部位の順（2014年）

	1位	2位	3位	4位	5位	
男性	肺	胃	大腸	肝臓	膵臓	大腸を結腸と直腸に分けた場合、結腸4位、直腸8位
女性	大腸	肺	胃	膵臓	乳房	大腸を結腸と直腸に分けた場合、結腸3位、直腸9位
男女計	肺	胃	大腸	肝臓	膵臓	大腸を結腸と直腸に分けた場合、結腸3位、直腸7位

資料：独立行政法人国立がん研究センターがん対策情報センター　※いずれも2014年統計予測

罹患数（全国推計値）が多い部位の順（2010年）

	1位	2位	3位	4位	5位	
男性	胃	肺	大腸	前立腺	肝臓	大腸を結腸と直腸に分けた場合、結腸4位、直腸6位
女性	乳房	大腸	胃	肺	子宮	大腸を結腸と直腸に分けた場合、結腸3位、直腸8位
男女計	胃	大腸	肺	乳房	前立腺	大腸を結腸と直腸に分けた場合、結腸3位、直腸7位

資料：独立行政法人国立がん研究センターがん対策情報センター　※いずれも2014年統計予測

がん発生のメカニズム

正常細胞 → コピーミス → がん細胞

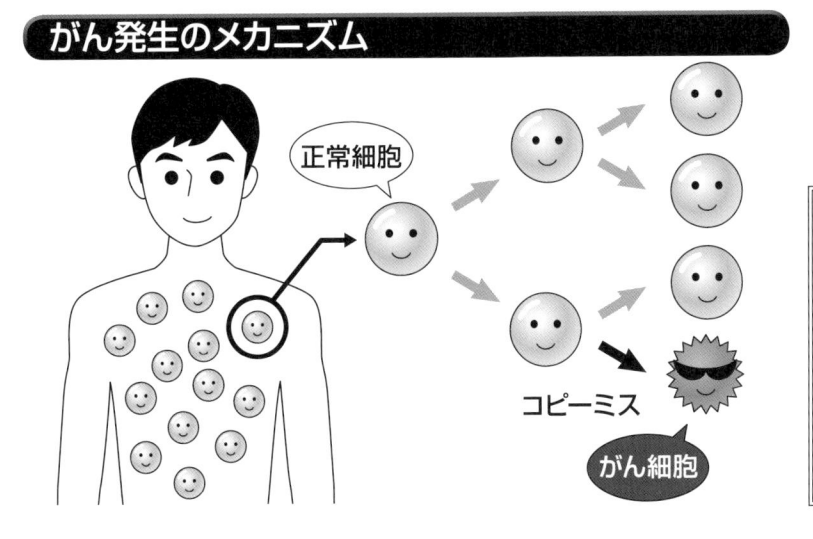

人間の体は約60兆個の細胞でできており、毎日、細胞分裂によって、新しく生まれ変わる。このとき、たばこや紫外線などの危険因子によって細胞の設計図である遺伝子に突然変異が起こり、コピーミスが起こることがある。

2 がん難民とは

　もしあなたが「がん」と診断を受けた場合、どこに治療を受けに行きますか？　最初に診断をしてもらった病医院でしょうか。それとも、がん専門の治療センターでしょうか。

●がんにかかったら　どこに行けばいいのか

　ここで、あるデータを紹介します。がんと診断を受けた患者さんの数は、年間に60万人といわれています。さらに、がんとともに生きている人はというと、300万人にのぼるとさえいわれているのです。

　では、実際に300万人の人が治療を受けているのかどうかというと、120万人程度の患者さんしか治療を受けていないのが実情です。では、残りの180万人の患者さんはどこで治療を受けているのか。実は、この180万人の方々は治療を受けられないままなのです。

　では、なぜ治療を受けられないのか。これにはいくつかの理由があります。

　たとえば、がんができた場所は手術できないと医師からいわれた、あるいは、患者さん自身が納得のいく治療法がみつけられずにいる、経済的に治療を受けるのが厳しい、などです。なかには、手遅れでもはや手のほどこしようがない、再発してしまい治療を断念したといった人もいることでしょう。

　このように、さまざまな理由から治療を受けられずにいるがん患者さんのことを「がん難民」と呼んでいます。

　このような事態をかんがみ、国は2007年に「がん対策推進基本計画」という法律を施行しました。この法律の目的は、①がん予防と医療の推進、②がん医療の均てん化、③「がん難民」の解消、にありました。がん医療の均てん化とは、全国どこに住んでいたとしても、質の高いがん治療が受けられるようにすることです。そのために、治療法の基準が設けられました。これを「標準がん治療」といいます。

●がん難民を救う3つの方法

　標準がん治療には、それぞれに治療ガイドラインが設けられています。標準がん治療は右頁下の図にもあるように、次の3つがあげられます。

1．手術療法
2．化学療法
3．放射線療法

　これら標準がん治療を受けるためには、がんの実態把握のシステム構築や、がん専門医の養成、がん相談支援センターの充実、緩和ケアの充実などが必要になってきます。こうした医療体制や医療スタッフの充実など、一定の基準を満たした病医院をがん診療連携拠点病院などといい、全国に設置・拡大する動きをみせています。

　現在、全国には、がん診療連携拠点病院が407ヵ所、特定領域がん診療連携拠点病院が1ヵ所、地域がん診療病院を1ヵ所（平成26年8月6日現在）が指定を受けています。

　患者さんの病状に応じて、上記3つの標準がん治療を受けるだけでなく、この3つの標準がん治療を組み合わせて複合的に活用して行う「集学的治療」なども行えることで、がん診療連携拠点病院などを中心に患者さんに対して最善の治療をする体制を整え、がん難民の解消に取り組んでいるのです。

がんにおける大きな流れ

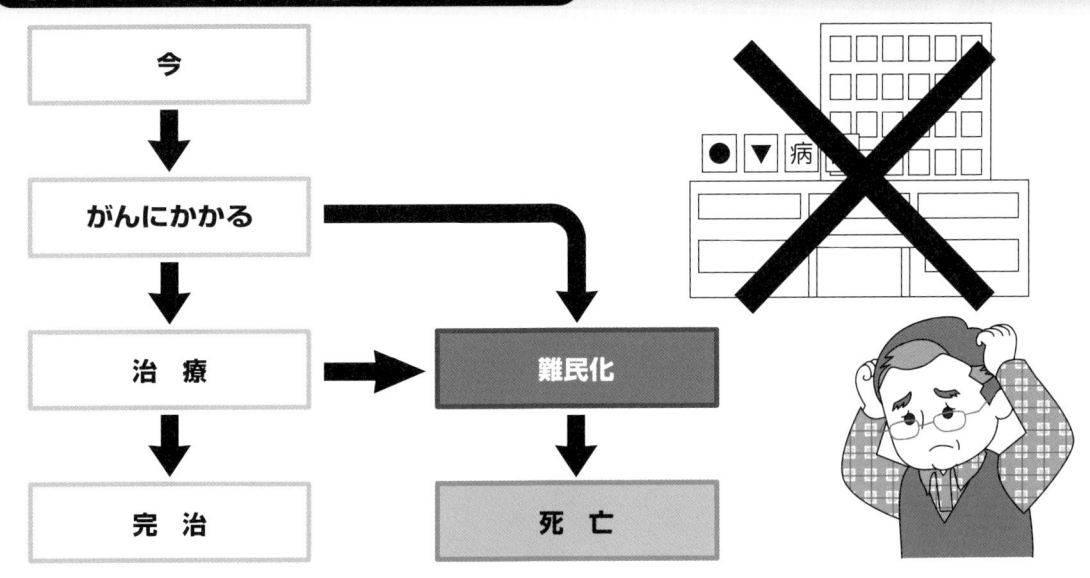

今 → がんにかかる → 治療 → 完治

がんにかかる → 難民化 → 死亡
治療 → 難民化

現在のがん治療の模式図

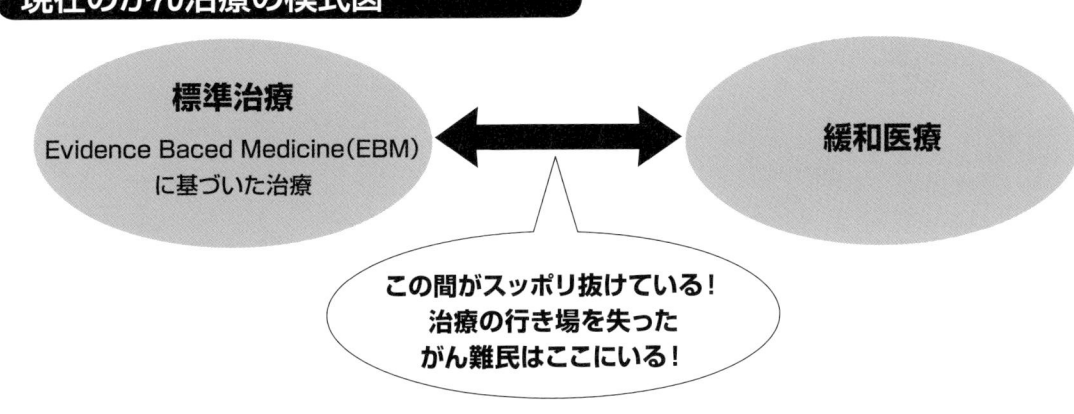

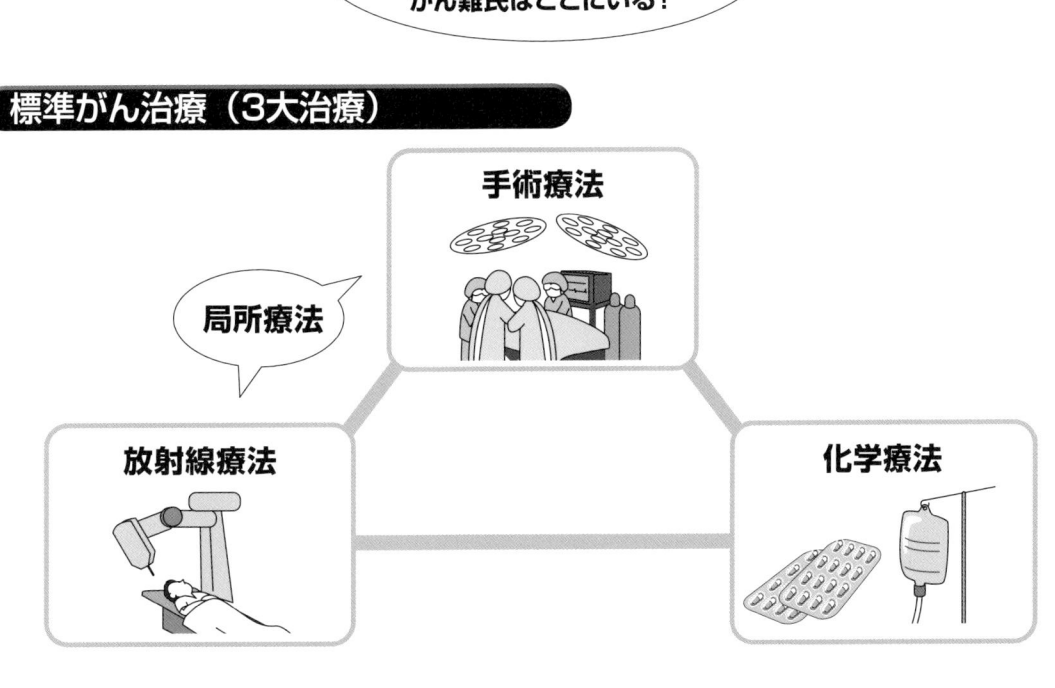

標準治療
Evidence Baced Medicine(EBM)
に基づいた治療

⇔

緩和医療

この間がスッポリ抜けている！
治療の行き場を失った
がん難民はここにいる！

標準がん治療（3大治療）

手術療法

局所療法

放射線療法

化学療法

第1章 ▶ 早期発見・早期手術とサイバーナイフ治療

3 「がん＝手術」は正しいのか

がんの治療をする目的は何でしょうか。
第一は、早期発見・早期治療による根治（完治）です。次に、できるだけ生き延びたいという患者さんの要望に沿うために合併症なしに「延命」という治療を行うことです。そして最後に、痛みや苦痛など現状を少しでも和らげようとする意味から「症状の緩和」ということもあるでしょう。

●全治を目指す医療現場の限界

もっとも最善な結果は、根治（完治）です。脳腫瘍やがん腫瘍をすべて取り除き、5年以上の生存率が90％以上であれば、まさに理想的な結果です。しかし、がんの初期は自覚症状がほとんどなく、症状が出たときには進行しているケースが多いのです。そうなると、理想どおりの結果を得るのはなかなか難しいのが実情です。

そこで、脳ドック、消化器内視鏡ドック、PET、がんドックでまだ無がん状のうちに小さながんをみつければ、早期発見・早期根治治療でほとんどの人が全治します。

ところで、「米国：66％　日本：29％」というデータがあります。これは何を指していると思いますか？　これは、がん治療にあたって放射線治療を受けている患者さんの割合比較になります。米国では、3人に2人が放射線治療を受けているのに対して、日本は3.5人に1人となっています。ヨーロッパでも放射線治療の割合は5割以上というデータが示されています（右頁上表参照）。

日本は〈がん治療＝手術〉という考え方が定着しているのが要因としてあげられます。昔から日本人は「がんは切れば治る」という意識が根強くあり、どのようながんでも切れば何とかなると思ってきた節があります。

確かに、早期がんの場合、腫瘍部分やその周辺部まで取り除いてしまいますと、根治する可能性は非常に高くなります。しかし、実際にはがんの進行が進んでいる状態で見つかるケースが多いのです。そのような状態にもかかわらず、まず切除してしまうという考え方は、実は日本だけなのです。

●放射線は怖いという意識

「放射線は怖い」という意識は、日本人に根強くあります。前項でも触れた標準がん治療も、化学療法や放射線治療については、根治まで至らず、症状の進行を遅らせたり、症状を緩和する補助的な治療という位置づけのようです。メインはあくまでも手術、そう考えている人が多くいるのは否めません。

しかし、手術には大きなリスクも伴います。乳がんですと、乳房を切除することもありますし、舌がんの場合は舌から顎にかけてえぐるように切除しますので術後、言語障害や嚥下障害が生じます。

また、抗がん剤などの化学療法の場合、正常な臓器にも影響を与えてしまったり、副作用が生じるリスクが伴います。具体的には、嘔吐や倦怠感だけでなく、重いと狭心症や腎不全といった症状が現れたりします。

切除手術によって命は助かるかもしれませんが、その後の社会生活に大きな影響を与えてしまうことも、覚悟しなければなりません。QOL（クオリティ オブ ライフ）をいかに下げないか、ということを考える時代がきたといえます。

がん患者のうち放射線治療を実施している患者数

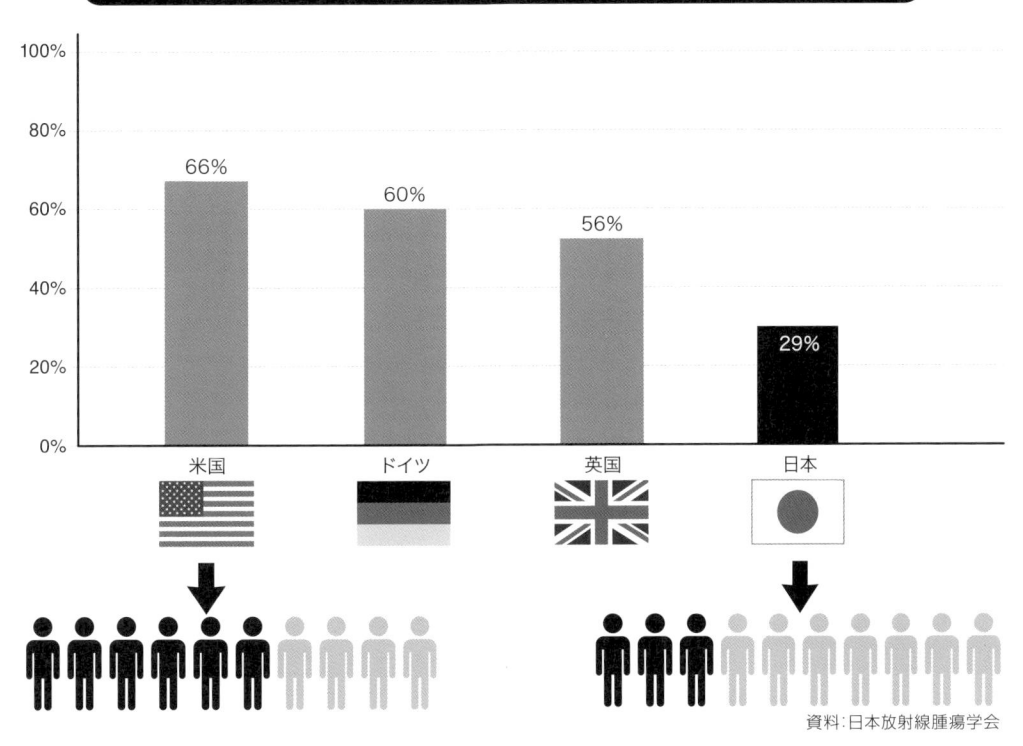

- 米国: 66%
- ドイツ: 60%
- 英国: 56%
- 日本: 29%

資料：日本放射線腫瘍学会

部位別5年相対生存率（男　2003年〜2006年）

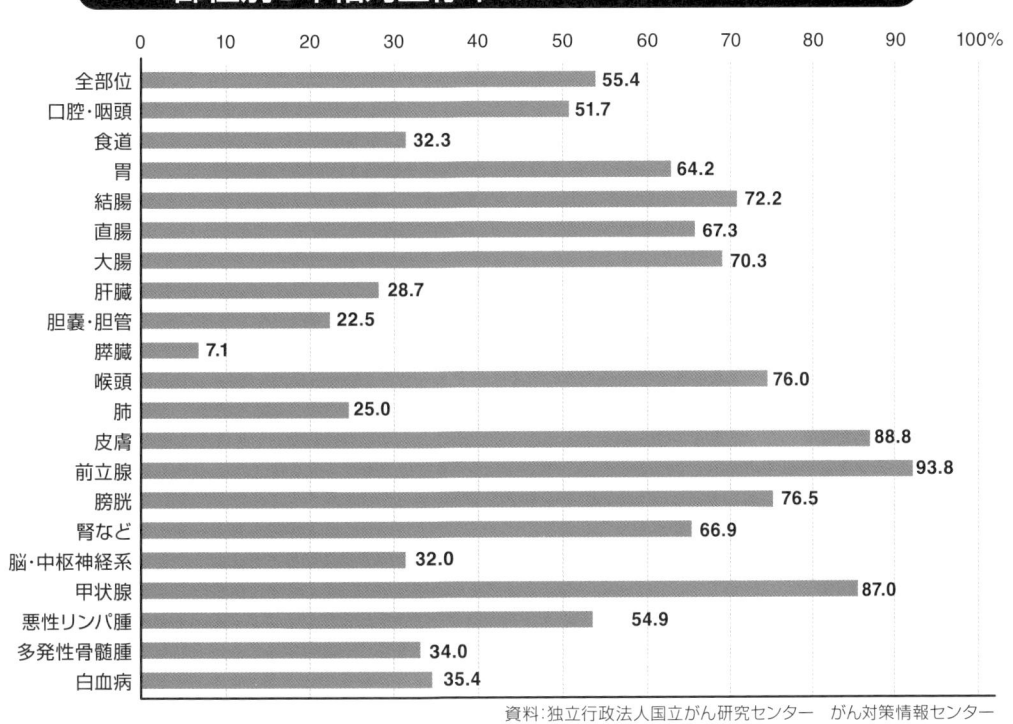

部位	生存率(%)
全部位	55.4
口腔・咽頭	51.7
食道	32.3
胃	64.2
結腸	72.2
直腸	67.3
大腸	70.3
肝臓	28.7
胆嚢・胆管	22.5
膵臓	7.1
喉頭	76.0
肺	25.0
皮膚	88.8
前立腺	93.8
膀胱	76.5
腎など	66.9
脳・中枢神経系	32.0
甲状腺	87.0
悪性リンパ腫	54.9
多発性骨髄腫	34.0
白血病	35.4

資料：独立行政法人国立がん研究センター　がん対策情報センター

第1章 ▶ 早期発見・早期手術とサイバーナイフ治療

4 先進医療とセカンドオピニオン

●多様化が進む先進医療

先進医療には、化学療法や手術ではなく、放射線による治療法が確立されています。放射線治療というと、腫瘍などにエックス線を照射しているというイメージをもっている方も多いでしょうが、ここでいう治療法は照射方法や照射する放射線の多様化が進んだことが大きな特徴です。

標準がん治療には、手術、化学療法、放射線治療があることは前述したとおりですが、がん治療の方法には色々あります。

右頁の表は、最近のがん治療になります。抗がん剤や温熱療法、腫瘍塞栓術、超音波エネルギー焼灼（しょうしゃく）、ガンマナイフやサイバーナイフなど、さまざまな治療法があります。

先進医療といわれているのは、陽子線重粒子線治療や腫瘍焼灼術、免疫細胞治療法、ロボット手術（ダヴィンチ）といわれているもので、これだけみても色々な治療法が確立しているのがおわかりいただけるでしょう。

このようにみていくと、前項で述べたように、手術という方法以外にも、実は腫瘍のできた場所や大きさ、患者さんの状態や将来性を見据えてみると、患者さんの要望に応じた治療法がみつけられる時代になったということです。

がんと確定診断を受けた場合、先進医療を受けたいと患者さんが考えたとして、主治医は積極的にすすめるでしょうか。答えは「否」です。主治医としては、目の前の患者さんを自分の手で治療したいと思うでしょう。しかし、主治医では対応しきれないがんも当然あります。

たとえば、たまたま産婦人科に通院していた方が、子宮にがんがみつかったとします。産婦人科医が対応してくれるので問題はないでしょう。しかし、もし子宮がんが肺や他の臓器に転移していたとしたら、どうでしょうか。専門医でなければ対処できないはずです。

●セカンドオピニオンを選ぶ時代

特に先進医療などを受けるためには、先進医療に対応している医療機関に行かなくてはなりません。当然、先進医療に対応している専門医に診てもらうことになりますから、セカンドオピニオンの活用ということになります。

ところが、患者さんのなかには、主治医に遠慮して、セカンドオピニオンを受診したいといえない人もいます。反対に、主治医自身がセカンドオピニオンを嫌がる場合もあります。

ここで考えるべきことは、患者さんが治療後の生活をいかに有意義なものにできるかということです。たとえ主治医がセカンドオピニオンを嫌がっていたとしても、自分の意志でセカンドオピニオンを選ぶ時代であることは間違いありません。

セカンドオピニオンの本来の目的は、主治医などが示した治療法以外にも治療法がないのか、他の診療科の医師の意見を客観的な視点で聞くことで最適な治療法をみつけるなど、情報を収集するといった狙いがあります。もちろん、患者さんご自身の治療に適切な治療法がみつかれば、そこで治療を受けることもありえます。

自分の大切な命なのですから、最終的には自分の意志で判断する決意が必要です。

最近のがん治療

1	手術	標準がん治療
2	抗がん剤(分子標的治療剤、静注／動注)	
3	放射線治療(ガンマナイフ／IMRT／陽子線重粒子線治療)	
4	温熱療法(遠赤外線高周波電磁波)	
5	腫瘍焼灼術(ラジオ波／マイクロ波／レーザー)	
6	腫瘍塞栓術(塞栓子／抗がん剤マイクロカプセル)	
7	腫瘍凍結術(窒素ガス)	
8	集束(高密度焦点)式超音波法(超音波エネルギー焼灼)	
9	エタノール直接腫瘍注入術	
10	免疫細胞治療法(ANK細胞＝自己リンパ球培養増殖)	
11	臓器／組織威力術	
12	対症療法(緩和ケア)	
13	ロボット手術(ダヴィンチ)	

白文字 は先進医療

IMRT＝強度変調放射線治療
ANK＝amplified natural killer がん遺伝子治療

セカンドオピニオンの目的

- 他の治療法を探してみる
- 客観的な立場で他の診療科の先生に訊いてみる
- 少しでも多くの情報を得る手段 など

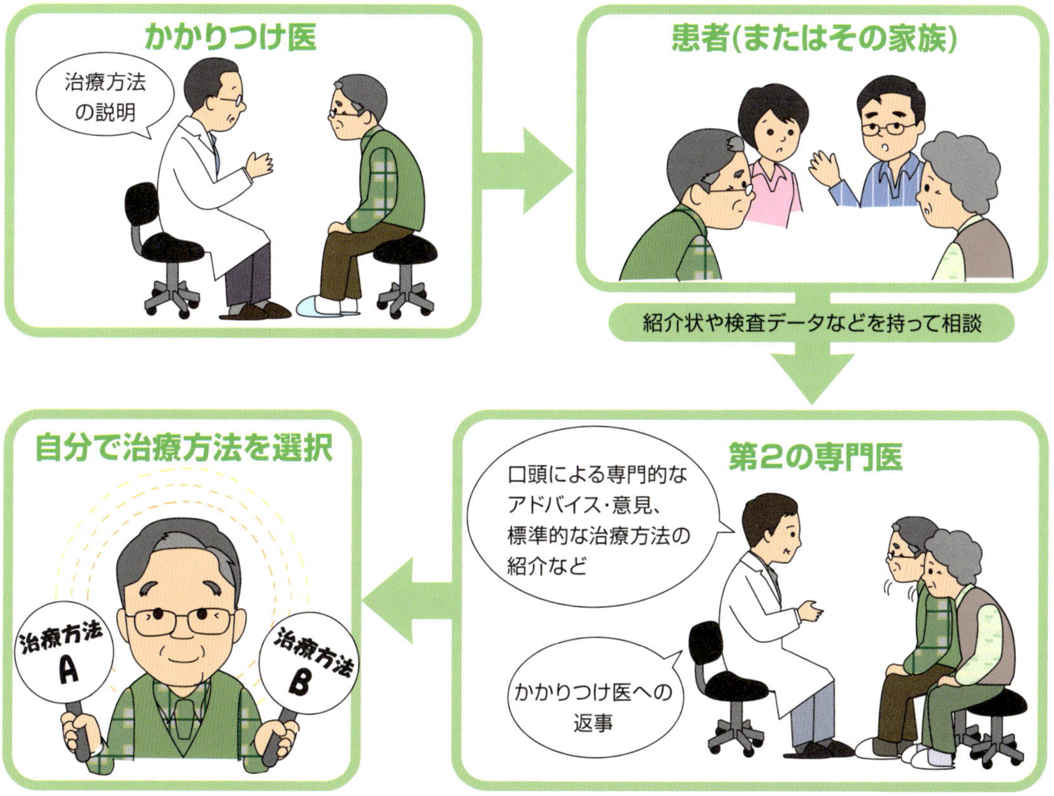

かかりつけ医 — 治療方法の説明 → **患者(またはその家族)**

紹介状や検査データなどを持って相談

↓

第2の専門医 — 口頭による専門的なアドバイス・意見、標準的な治療方法の紹介など／かかりつけ医への返事

→ **自分で治療方法を選択**(治療方法A／治療方法B)

第1章 ▶ 早期発見・早期手術とサイバーナイフ治療

5 まずは早期発見・早期手術、そして放射線治療へ

先ほども少し触れたように、欧米と日本との放射線治療を受ける比率が相当離れていることはおわかりいただけたかと思います。

●欧米ではなぜ放射線治療が多いのか

では、欧米ではなぜ放射線治療を受ける人が多いのでしょうか。まず、放射線に対する認識の違いがあります。

日本はかつて、原爆などを体験した被爆国ということから、放射線に対してはかなりナーバスになっていることがあります。放射線を浴びると、副作用で皮膚がただれたり、放射能障害が起きると思ってしまう人も多いようです。

かつて日本のがん死亡の第1位は胃がんでした。胃がんは、比較的摘出しやすい臓器ということもあるのと、早期がんならば全摘によって根治の可能性が高くなるということから、〈胃がん＝手術〉という構図が生まれました。また、乳がんも、乳房だけでなく、腋のリンパ腺に至るまですべて切除してしまうという方法が定着したのです。

最近では、乳房を温存する乳房温存療法や、開腹などをせずに内視鏡によって胃の内部から腫瘍を取り除く内視鏡手術などもあります。

ところが、最近の日本人は、肺がんや大腸がんといった欧米型のがんにかかる人が増えました。日本人のがん発症で最も多いのは、肺がんで、次いで胃がん、大腸がん、肝臓がんと続きます。欧米型のがんは、胃がんのように手術による治療だけでは難しいわけです。肺がんなどの場合は、肺を切除することによる副作用として、呼吸しづらくなったり、かすれ声になるなど、生活に影響を及ぼすおそれもあります。

ですから、欧米型のがんは、手術と並行して、放射線治療などを受ける人が多いのが現状です。先ほども触れた、治療をしていても生活レベルを下げないようにするために、ＱＯＬの保持をするという選択肢をするならば、切らない治療をする選択肢を選ぶ人が多くなるのもうなずけます。

●切らない適切な治療とは何か

切らない治療法というと、化学療法や放射線治療などがあります。化学療法では、抗がん剤を使用することが多いですが、抗がん剤には副作用が伴います。副作用には、発熱や嘔吐、下痢などのほか、頭髪などの脱毛、発疹、ひどいときは呼吸困難や不整脈なども起こります。

化学療法は体内に薬剤などを注入してがんをやっつけることですから、薬剤を受け付けない人も出てきます。たとえば、アレルギー反応が出やすい人や、副作用を考慮して化学療法を断念せざるをえない人、体力維持が難しいご高齢の人などは、化学療法を受けられない可能性は高くなります。

そこで注目されるのが、放射線治療です。放射線治療ならば、ただ寝ているだけで治療が済みますから患者さんへの負担は、痛みや副作用もほとんどありませんし、どこかを切り取るといったこともありません。つまり、患者さんは治療に専念をする一方で、これまでと同様の社会生活を維持することが可能になるというところが、放射線治療の大きな特徴といえます。

がん患者のうち放射線治療を実施している患者数

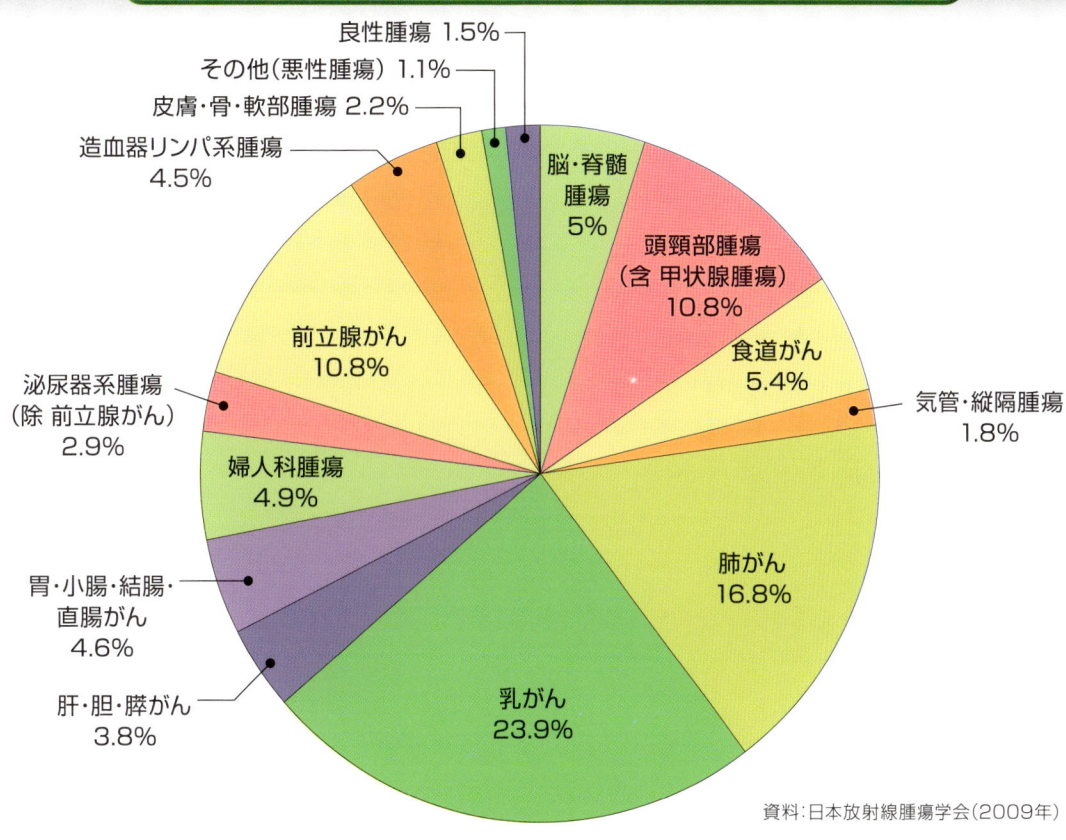

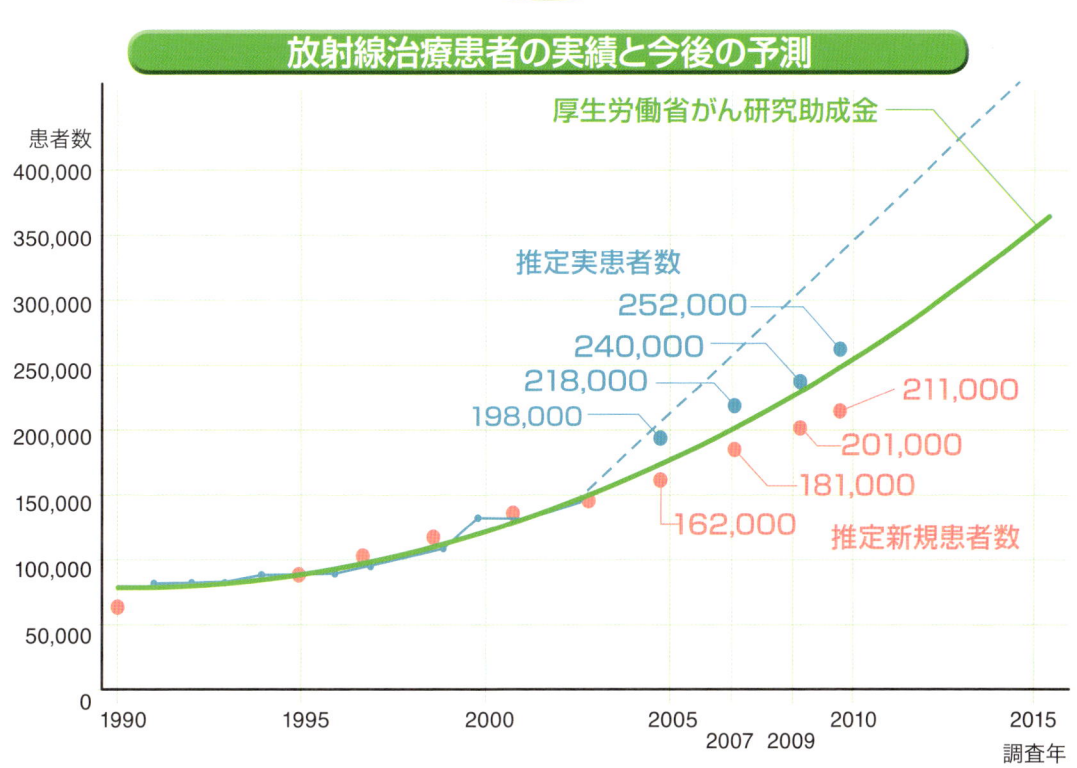

- 良性腫瘍 1.5%
- その他（悪性腫瘍）1.1%
- 皮膚・骨・軟部腫瘍 2.2%
- 造血器リンパ系腫瘍 4.5%
- 脳・脊髄腫瘍 5%
- 頭頸部腫瘍（含 甲状腺腫瘍）10.8%
- 前立腺がん 10.8%
- 泌尿器系腫瘍（除 前立腺がん）2.9%
- 婦人科腫瘍 4.9%
- 食道がん 5.4%
- 気管・縦隔腫瘍 1.8%
- 胃・小腸・結腸・直腸がん 4.6%
- 肝・胆・膵がん 3.8%
- 乳がん 23.9%
- 肺がん 16.8%

資料：日本放射線腫瘍学会（2009年）

放射線治療患者の実績と今後の予測

厚生労働省がん研究助成金

推定実患者数
- 198,000
- 218,000
- 240,000
- 252,000

推定新規患者数
- 162,000
- 181,000
- 201,000
- 211,000

資料：日本放射線腫瘍学会

6 治療を決めるのは患者さん自身

　これまで、がん治療の現状についてみてきましたが、結論としていいたいことは、がんにかかったら、手術という選択肢をする前に、患者さん自身の病状にあった治療法なのかどうか、しっかりと検討してみてほしいということです。

●患者自身が決める必要がある

　3つの標準がん治療にはそれぞれに特徴があることは、ご理解いただけたかと思います。こうした特徴を踏まえたうえで、どのような選択肢を選ぶのか、患者さん自身が決めることが大切だといえます。

　ところで、がん治療における世界の主流は放射線治療であると説明しました。放射線治療のメリットを簡潔にあげると、患部以外のダメージを最小限に腫瘍部位に集中的に照射できること、外見自体を傷つけることなく治療ができること、QOLを下げなくてもよいこと、治療にかかる負担が減少できること、などがあります。

　放射線治療ですから、被ばくというリスクもゼロとはいいきれません。しかし、照射する強さを考えると、たとえばライナック（直線加速器）というエックス線治療ならば、わずか2000分の1度体温が上昇するだけの微弱な放射線を照射するだけです。

　サイバーナイフなどの定位放射線治療法では、照射する方向は100～200程度ですが、1度に照射する時間はほんの数秒程度で、1本の線量自体も1000分の10～20グレイと、決して高くありません。微量の放射線を一度に大量に浴びせるのではなく、多方向から正確に照射することで、確実にがん細胞を死滅させることを目的としているのです。

　放射線治療でもっとも肝となるのは、がん細胞に対して、いかに集中的に放射線を照射するかにあります。サイバーナイフなどは、1回1回に照射する線量はごくごく微量ですから、がん細胞を死滅させるには何条もの放射線を集中砲火させなくては効果を発揮できません。

　しかし、一方では、正常な細胞にできるだけ抵触しないようにしなければ、かえって悪影響を与えてしまいます。そこで、がん細胞がある部分を的確にとらえるために、PETCTなどを使って確実に腫瘍をとらえ、放射線を照射する角度や照射する放射線の太さ、照射時間など適正な治療計画を立てる必要があるのです。

●がんを死滅させるメカニズム

　放射線を浴びたがん細胞は、細胞の増殖を司るDNAが破壊されることで、分裂や増殖ができなくなります。こうして破壊されたがん細胞は、体内で異物として認識されることになり、免疫細胞によって攻撃を受けます。そして、がん細胞をやっつけてくれるわけです。これが放射線治療によってがん細胞が破壊されるメカニズムです。

　前述したように、がん治療は放射線治療のほか、粒子線をつかった陽子線粒子線治療や、ホウ素化合物をつかったBNCT治療法（ホウ素中性子補足療法）など、新たな先進医療が確立されてきています。

　患者さん自身にとって適正の治療法が見つかり、治療を受けながらQOLを下げない生活を送れることが望まれます。

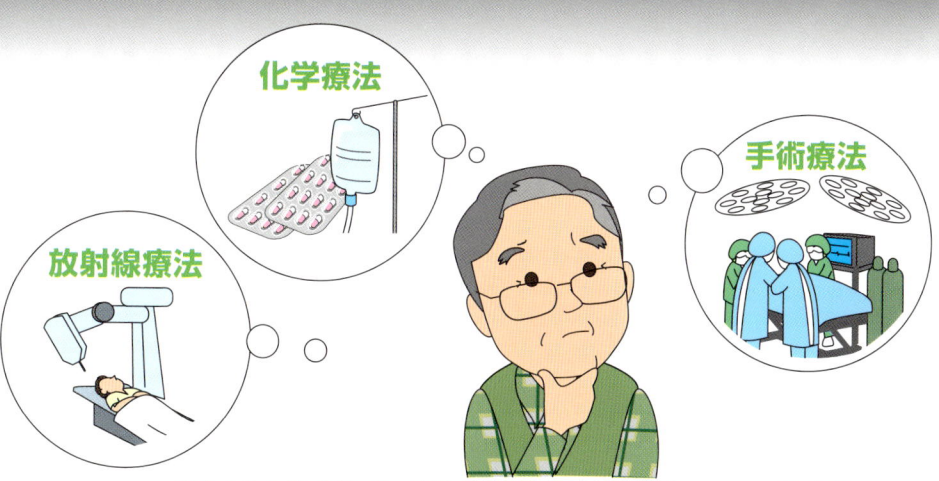

治療方法を選ぶのは患者さん次第

化学療法

手術療法

放射線療法

放射線を使った治療はさまざま

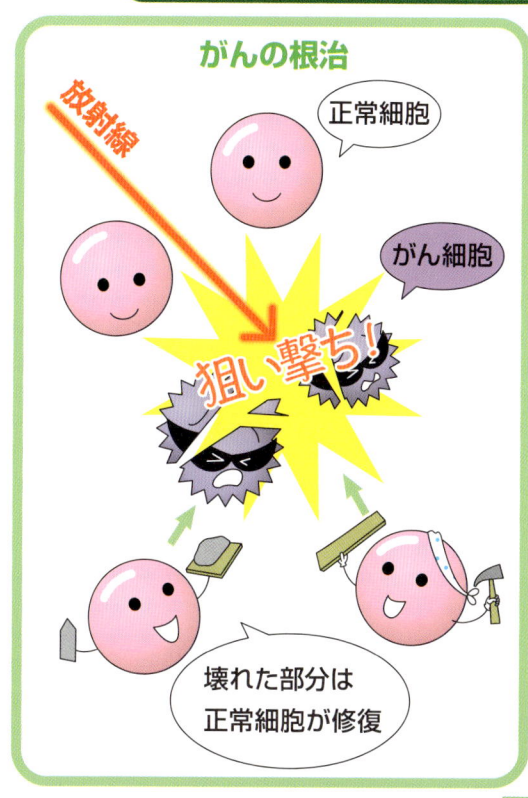

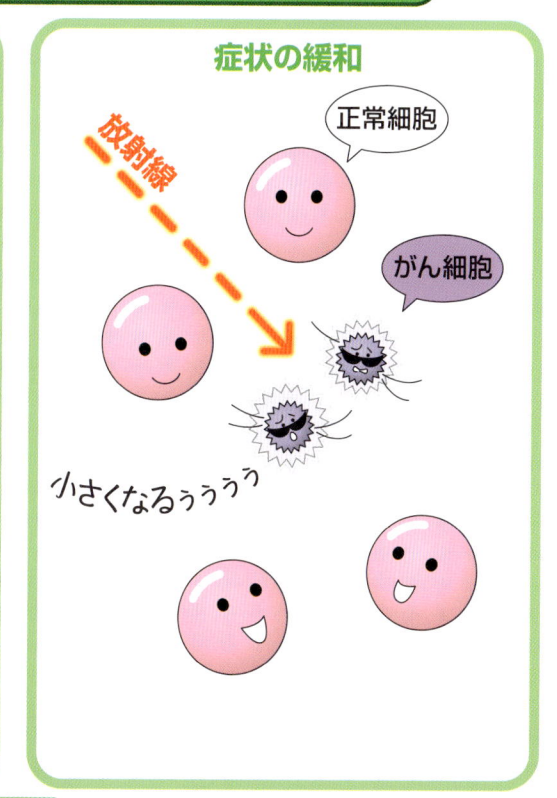

がんの根治

放射線

正常細胞

がん細胞

狙い撃ち！

壊れた部分は正常細胞が修復

症状の緩和

放射線

正常細胞

がん細胞

小さくなるぅぅぅぅ

↓

放射線治療によってQOLが下がらない生活を続けられるようにする

CT開発にビートルズの大ヒットが関係している!?

　今や、検査機器として定着しているＣＴ。ＰＥＴとの組み合わせによるＰＥＴＣＴなどは今やがん治療に欠かせない検査機器となっています。

　さて、このＣＴという検査機器は、いったいどのような過程で生まれたかご存知でしょうか。かつて、一世を風靡した英国ロックバンドで世界的大スターとなったビートルズを知らない人はいないと思いますが、ビートルズとＣＴが深い関係にあることは意外と知られていません。

　じつは、ＣＴを開発したゴドフィー・ニューボルド・ハンスフィールド（1919〜2004）は、英国にあったＥＭＩというレコード会社に在籍していた研究者でした。当時、ＥＭＩと契約していたビートルズの世界的大ヒットによって、ＥＭＩは巨額な利益を得ました。この資金を背景に、ハンスフィールドはＣＴを開発したのです。

　彼は1968年にＸ線ＣＴを開発し、その後、臨床用のＣＴを1972年に開発しました。医療機器は、とにかく精密機器のなかでもきわめて高度機能なうえ、値段も高額です。しかも放射線を使う機器ですから開発に相当な時間とお金がかかったことは確かです。まさに、莫大な資金なしにＣＴ開発は不可能だったといえるでしょう。ハンスフィールドはＣＴの開発により1979年にノーベル生理学・医学賞を受賞しています。

　もし、ビートルズのあれだけの大ヒットがなかったら、ＣＴは生まれていなかったのかもしれませんね。

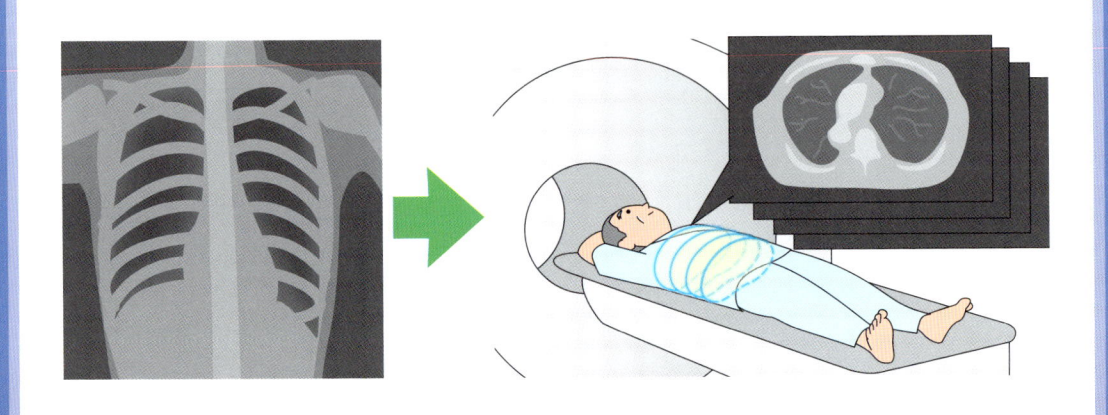

第2章
がん治療を支える検査方法と画像診断システム

❶放射線とは
❷放射線とがんとの関係
❸がん治療に必要な検査方法
❹核医学検査とは
❺ＣＴについて
❻ＰＥＴ(ペット)とは
❼ＰＥＴとＣＴの組合せで画像診断が飛躍的に向上
❽ＰＥＴＣＴを効果的に活かすためには

1 放射線とは

がんなどの腫瘍を調べるために、色々な検査方法があります。たとえば、一つの目安となる腫瘍マーカーや、エックス線、CT、MRなどのほか、内視鏡検査などもあるでしょう。

今の時代は「PET First」といわれるように、がん腫瘍などの場合の一般的な検査方法として、まずPETからという認識が広がっています。

●放射線っていったい何なの？

このように、さまざまな方法があるなかで、腫瘍マーカーやMR、内視鏡検査を除いた、エックス線やCT、PETなどはすべて放射線による検査になります。

しかし、その一方で放射線は、人体にあまり良い影響を与えないことでも知られています。それなのに、がん検査などで放射線を使って何か害はないのか。気になる人も多いと思います。

放射線の説明をするうえで、光や電波について少しだけ触れてみます。

光や電波は波であることはわかっています。うねるような波と波の間を波長といいますが、この波長が大きいのが赤外線、その次に光（可視光ともいいます）があります。この波長が、1pm（10^{-12}m）〜10nm（0.000001mm）といったようにとても短くなると、皆さんも聞いたことがあるエックス線やガンマ線になります。これが"波の放射線"です。

放射線にはこの"波の放射線"と、もうひとつ別に"粒の放射線"があります。"粒の放射線"は自然界にあるラドンやウランなどの物質から出るものもありますが、人工的にエネルギーを与える（加速する）ことでつくることもできます。

すべての物質は原子からできていますが、さらに原子は陽子と中性子からできている原子核と、原子核の周りを電子が回っている構造になっています。この電子や陽子などの動きをとても早いスピードで加速させると、放出されるものが"粒の放射線"です。これらは電子線、陽子線、中性子線と呼ばれており、総称して"粒子線"と呼んでいます。

●放射能と何が違うのか

放射能とは読んで字のごとく「放射線」を発する「能力」を有する物質を指します。このような物質のことを、放射性同位元素、もしくは放射性同位体、放射性核種などと呼びます。放射性同位元素には、カリウム40やヨウ素131、プルトニウム239などがあります。

この放射性同位元素には、自然に生まれた放射性核種と、人工的につくられた人工放射性核種があります。天然につくられた放射性核種には、ウランやラジウムなどがあります。こうした放射能を有する物質を含んだ溶液や薬剤などのことを、放射性物質、または放射性薬剤と呼びます。これらの単位は、放射線の強さ（放射線量）を示す「シーベルト」、放射能の総量を表わす「ベクレル」、放射線が物質に吸収される線量の「グレイ」を使用します。放射線治療でよくつかわれるのは、グレイという単位です。

がんのできた部位によっては、がんの特性を生かして、放射性同位元素をつかったさまざまな検査をしています。

波長と電磁波の種類

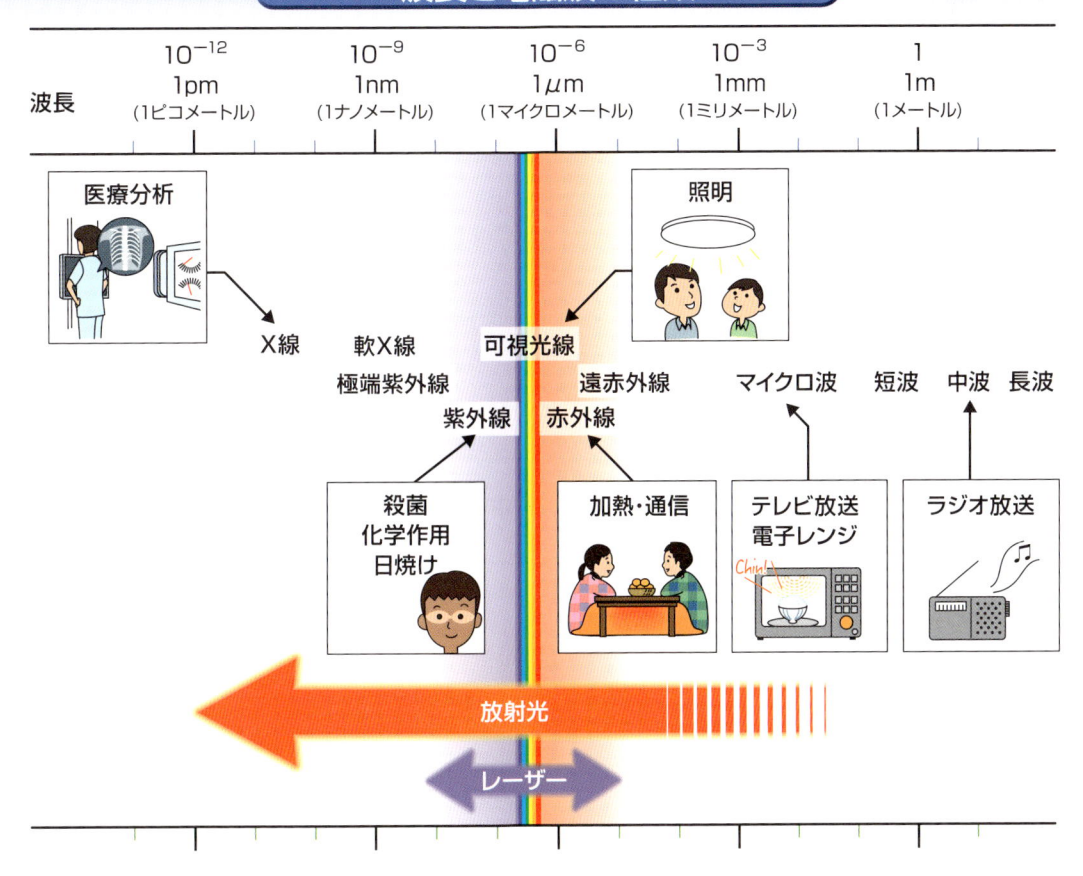

| 波長 | 10^{-12} 1pm (1ピコメートル) | 10^{-9} 1nm (1ナノメートル) | 10^{-6} 1μm (1マイクロメートル) | 10^{-3} 1mm (1ミリメートル) | 1 1m (1メートル) |

- 医療分析：X線、軟X線、極端紫外線
- 殺菌・化学作用・日焼け：紫外線
- 可視光線：照明
- 加熱・通信：赤外線、遠赤外線
- テレビ放送・電子レンジ：マイクロ波
- ラジオ放送：短波、中波、長波

放射光
レーザー

放射能に関する単位と名称

- 放射性物質の量　ベクレル(Bq)
- 放射性物質
- 人体への影響　シーベルト(sV)：線量
- 物質に吸収される量　グレイ(Gy)：吸収線量
- 放射能を受ける物質

元素が影響を与える身体の部位

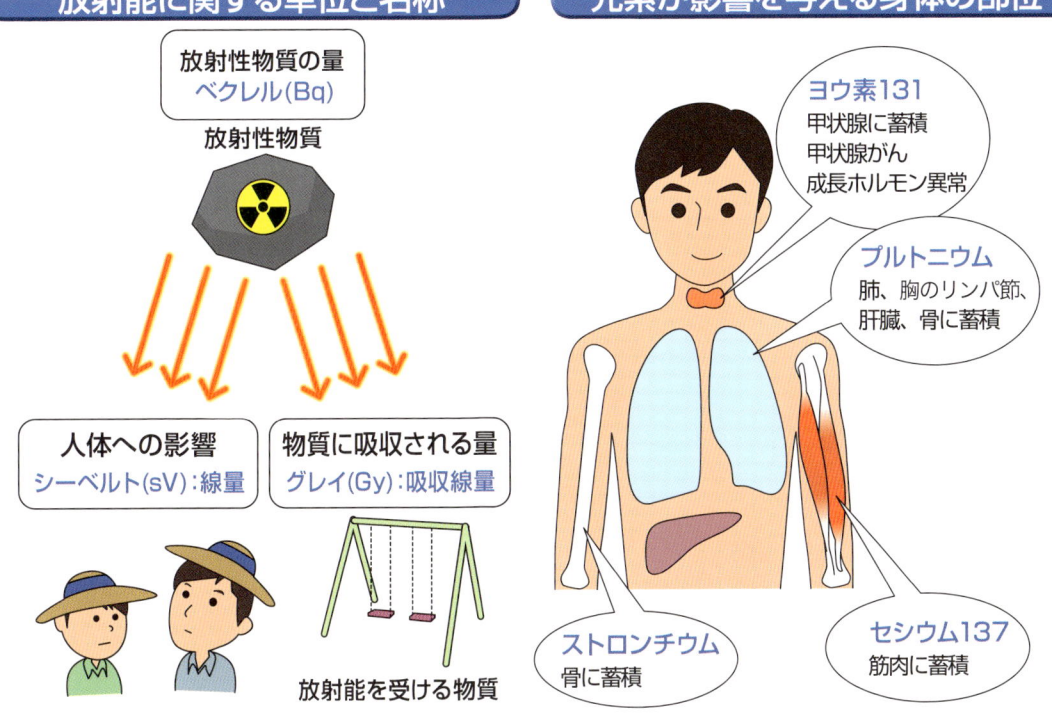

- ヨウ素131：甲状腺に蓄積、甲状腺がん、成長ホルモン異常
- プルトニウム：肺、胸のリンパ節、肝臓、骨に蓄積
- ストロンチウム：骨に蓄積
- セシウム137：筋肉に蓄積

第2章 ▶ がん治療を支える検査方法と画像診断システム

2 放射線とがんとの関係

　放射線をつかった検査方法があることは、前項で示したとおりですが、では、人体に影響を与えるといわれている放射線をなぜ検査でつかうのか、もう少しだけ詳しくみていきましょう。

●放射線が人体に影響を及ぼす理由

　そもそも、放射線が人体に照射されると、少なからず体内の細胞に影響を与えます。具体的には、細胞自体にも原子や電子などがあるのですが、放射された電子が、人体の細胞の電子や原子とぶつかることで、細胞内の原子が姿を変えます。体内の細胞はふだん安定した状態になっていますが、放射線が照射されたことで細胞内の電子とぶつかり、電子がはじき出されたりすると、不安定な状態になってしまうのです。

　放射線を浴びてダメージを被ると、もっともリスクが大きいのは細胞の遺伝子、DNA（デオキシリボ核酸）という細胞をつくり出す設計図が、壊されてしまうことです。細胞は約35日間で再生を繰り返すのですが、細胞をつくり出す設計図が傷を負ってしまうと、新しい細胞がつくり出せなくなります。この結果、ダメージを受けた細胞が、やがてがん細胞に変わるきっかけとなるのです。

　また、放射線からの電子は、物にぶつかると別の方向に進む特性があります。ですから、もし防護していないと、照射された人だけでなく、検査をしている技師などにも影響が及ぶことになります。

　そこで、このような事態に陥らないように、放射線を扱う際は、厳重な管理のもとで、厚いコンクリートに覆われた放射線取扱専用の部屋で行う規則になっています。

●検査に放射線の特性を生かす

　このような放射線が、どうしてがん検査に有効なのでしょうか。その一つは、がんという細胞の特性にあります。がん細胞は、ブドウ糖を非常に多く取り入れることから、その特性を生かして体内にブドウ糖もどきの薬剤を注入し、その動きを追うことで、がん細胞の動きや大きさ、場所などを測定するわけです。この最たる検査方法がPETです。

　エックス線やエックス線CTは、放射線をつかった検査方法ですが、体内の状態を調べたり、体の断面図を撮影して体の中の状態を観察するうえではもっともポピュラーな方法として定着しています。

　第3章で詳しく触れますが、放射線をつかったがん治療も確立されていて、そのひとつであるサイバーナイフは、がん細胞の局所に対して重点的に放射線を照射することで、がん細胞の動きを封じ込めることができます。

　このように、放射線は、人を傷つけることもある一方で、人を病から救うこともできるという両面の働きを有していることがわかります。

　放射線を取り扱う際には、細心の注意を払うことはいうまでもないことですが、放射線の特性を正しく理解し、適正に使用することによって、がん治療に大きな効果をもたらすことは間違いありません。

　この効果を最大限に発揮するには、いかに健常な細胞へのダメージを最小限にするかが、がん治療には求められるのです。

放射線とは

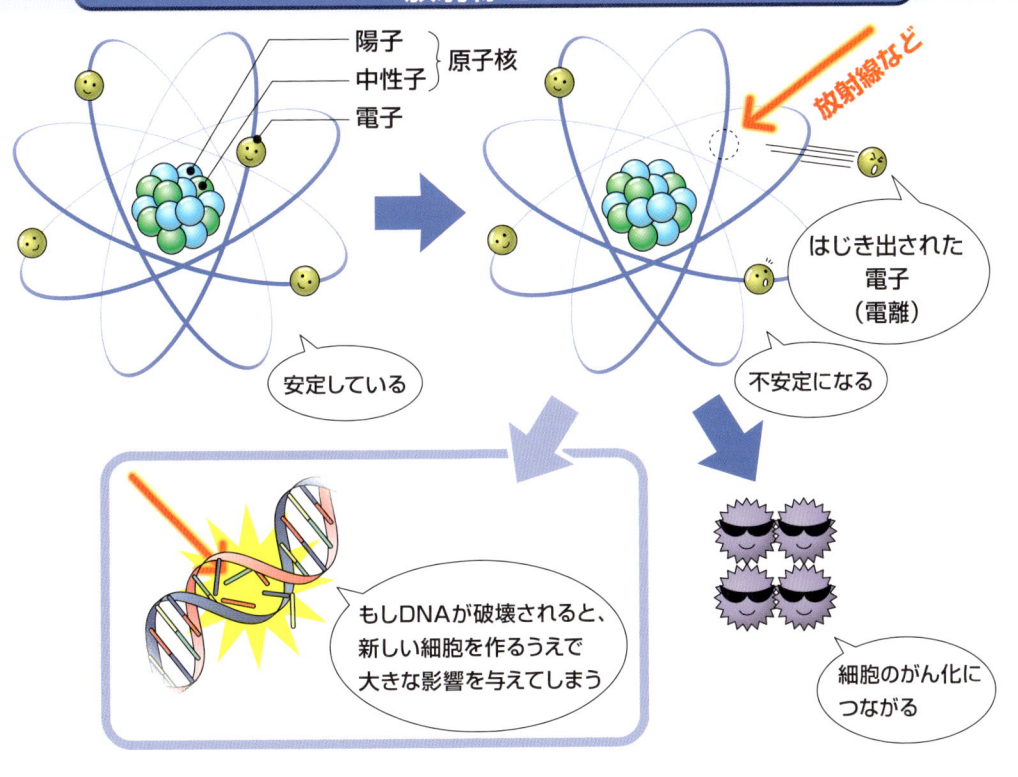

陽子 ┐
中性子 ├ 原子核
電子 ┘

安定している → 放射線など → 不安定になる

はじき出された電子（電離）

もしDNAが破壊されると、新しい細胞を作るうえで大きな影響を与えてしまう

細胞のがん化につながる

がん細胞の成り立ちと放射線治療

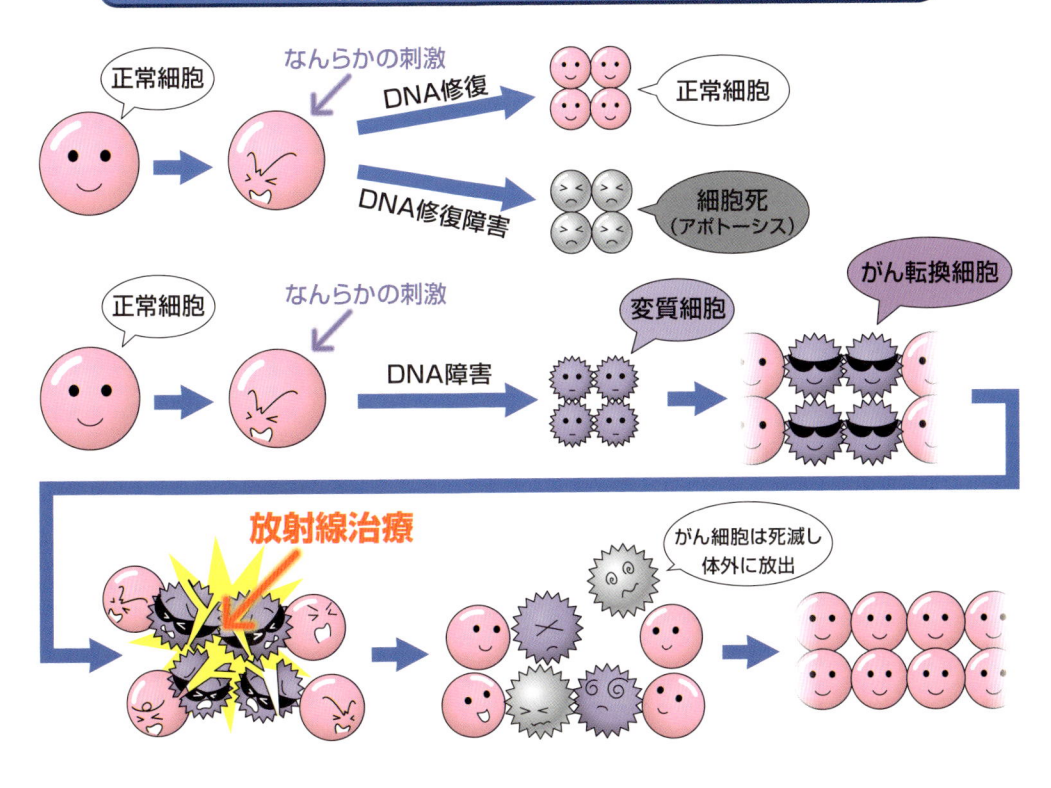

正常細胞 → なんらかの刺激 → DNA修復 → 正常細胞
　　　　　　　　　　　　　→ DNA修復障害 → 細胞死（アポトーシス）

正常細胞 → なんらかの刺激 → DNA障害 → 変質細胞 → がん転換細胞

放射線治療 → がん細胞は死滅し体外に放出

3 がん治療に必要な検査方法

　私たちは日々、がん治療も含めた腫瘍の治療に挑んでいます。治療をするためには、がんなどの腫瘍がどんな状態か、どこの部位に病変があるのか、大きさはどうかなど、念入りに調べる必要があります。そのためには、さまざまな検査をすることが求められます。

●治療を左右するのは何か

　検査には、いくつかの方法があります。エックス線やガンマ線などの放射線を使った方法や、内視鏡検査、腫瘍マーカー、MRなどの磁場を使った方法です。

　放射線による検査には、もっともポピュラーなところでは肺や胃、骨などの状態を診断するために検査するX線検査があります。また、女性の乳房を検査し、乳がんなどを調べるマンモグラフィという検査もX線を使っています。

　他には、患部の部位をより詳しく調べるために、X線を使ったCTがあります。これは断層撮影といって、体を輪切りにする方法になります。

　最近のがん治療の検査方法として一般的になっているのは、PETと呼ばれる検査方法です。PETについては他の事項で詳しく説明しますが、放射性同位元素を使って検査をするPETに、エックス線CTがついたPETCTと呼ばれる検査機器も広く利用されています。

　これらの検査方法は、外部から放射線を照射して検査する方法ですが、内部に放射線を取り込んで検査する方法もあります。放射線を取り込むというと何やら被ばくは大丈夫かとか、体に害はないのかといった心配をする人もいることでしょう。

　正確には、放射性同位元素と呼ばれる物質を含めた放射性薬剤を体内に注射などで注入し、腫瘍などの部位に注入した薬剤が集まったところを検査する方法です。このような、放射性同位元素などを利用して行われる検査方法を総称して、ラジオアイソトープ（RI）検査と呼んでいます。

　PETやRI検査などのように、放射性同位元素をつかって行う検査などのことを、「核医学」と呼んでいます。「核医学」については、次の項で詳しく説明しますが、今の時代は、「核医学」の分野が目覚ましい進展をみせています。

●磁気をつかったMR検査

　放射線を利用しないで画像診断する方法もあります。たとえば、磁場をつかって体内の画像を映し出す磁気共鳴撮影法（MR）などです。

　MRの特徴は、放射線をつかわない代わりに、強力な磁場をつかって行う検査です。放射線とは違い、被ばくという危険性は低くなる一方、体内にペースメーカーなど金属類が入っていると大きな影響を与えますので、検査の際はその旨、申し出る必要があります。

　放射線とか放射能というと、すぐに考えられるのは、被ばくしないのか、ということでしょう。確かに、体内に対して放射線を照射するわけですから、危険性がないのかというと、ないとはいい切れない部分もあります。しかし、検査で使用する放射性薬剤等はごく微量ですし、半減期も非常に短いため、人体に残らないという長所があります。

エックス線

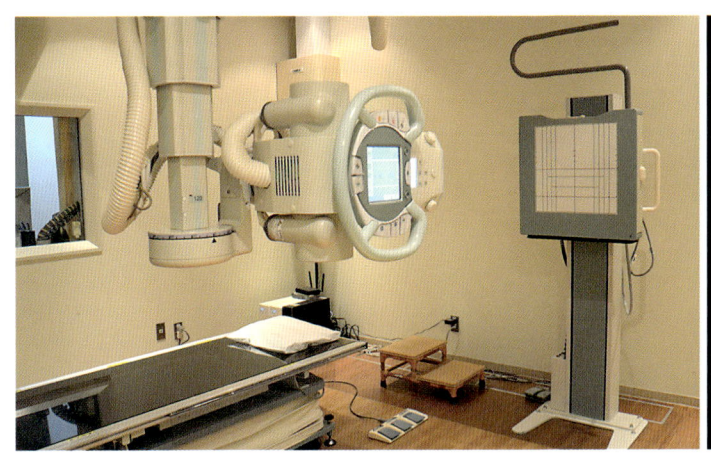

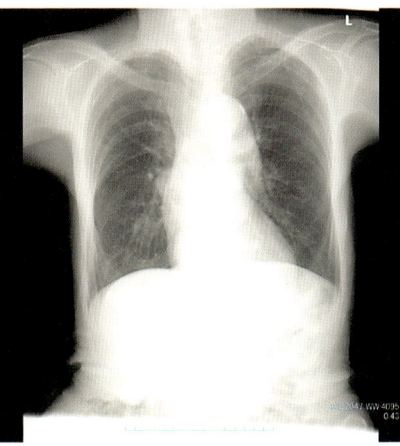

CT

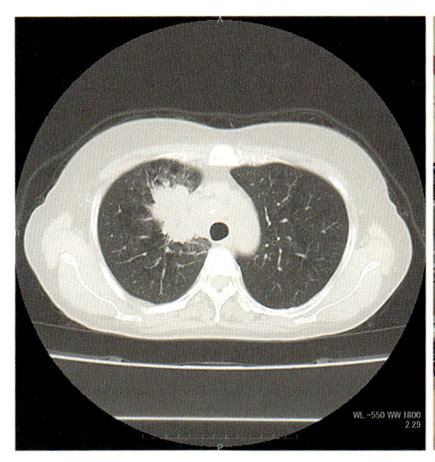

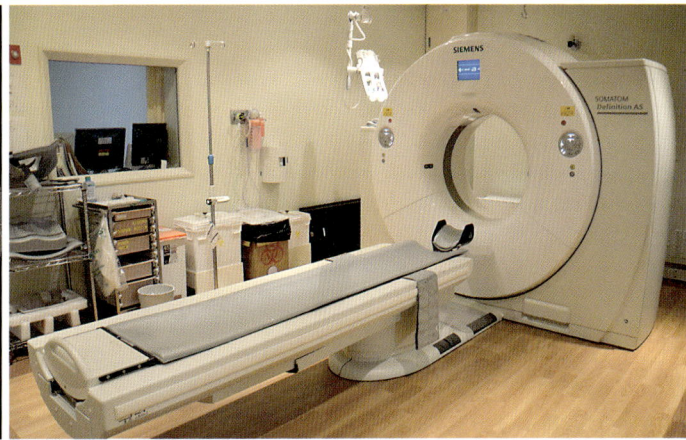

MR

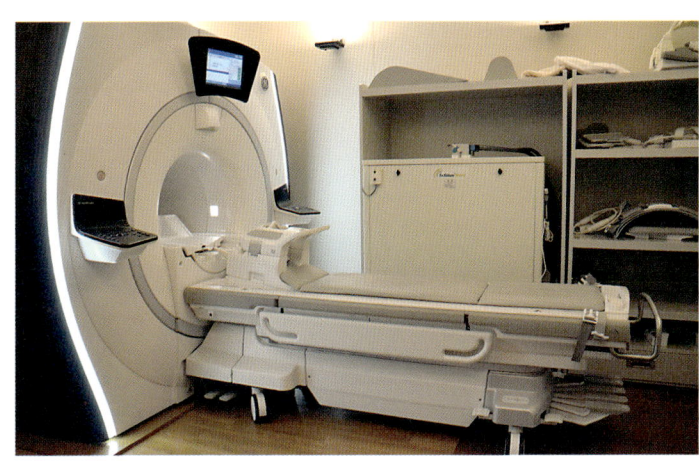

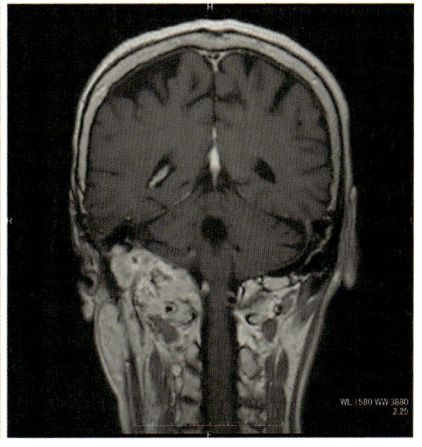

第2章 ▶ がん治療を支える検査方法と画像診断システム

4 核医学検査とは

これまでの医学界は、暗黙のうちに外科を頂点として階層ができ上がっていました。なかでも、あまり脚光を浴びることがなかったのは、核医学と呼ばれる分野でした。

●核医学は脇役でしかなかった

核医学とは、放射性同位元素などをつかって行う治療や検査であることはすでに説明したとおりです。では、なぜ核医学が表舞台に上がることはなかったのでしょうか。

ひとつには、がんなどの腫瘍治療の主流は外科的手術が主だったということです。日本の医学界では、がんなどの腫瘍イコール摘出（切除）手術というのが定説でした。

私たち自身も脳外科医として仕事をしてきたわけですが、手術をするということは、病を緩和することが目的であるけれども、それ以上の期待は難しいとされてきました。もちろん、きれいに跡形もなく切除することができれば完治できる病気もあります。

しかし、悪性腫瘍の場合、早期発見・早期治療による切除手術ができれば根治の可能性は高くなりますが、発見が遅れたり、腫瘍のできた部位や大きさなどによって、たとえ切除できたとしても、すべて取り切れないという事態に直面することもあるのです。

また、体内には至るところに血管やリンパ管があって、全身を巡っている以上、がん腫瘍が転移しないとも限りません。たとえ原発性といわれている腫瘍を取り除いたとしても、新たに別の部位に腫瘍のできる可能性は否定できないのが実情です。

では、切除手術など外科的な治療を行って残ってしまった腫瘍部分や、転移したがんをやっつけるために何が施されてきたのかというと、放射線治療や化学療法でした。つまり、放射線治療などは主流ではなく、あくまでもがんなどの治療の脇役でしかなかったのです。

●脚光を浴びつつある核医学

前項までに説明したとおり、X（エックス）線の発見以来、放射線による検査が飛躍的な変化をとげてきました。これと並行して、放射線を使った治療も格段に向上しました。

外部からの放射線照射による検査では、エックス線からＣＴへと移行しました。内部放射線検査では、放射性同位元素を体内に注入して、より細部に至る検査が可能となったＲＩ（ラジオ アイソトープ）などが注目され、ＰＥＴ検査を大きく向上させました。

放射線は検査だけにとどまらず、治療法にも劇的な変化を生みました。ガンマナイフの開発から始まり、局所治療の最先端治療法であるサイバーナイフの開発、さらには、重粒子治療や陽電子治療など、放射線を利用した治療法などが先進医療にとって大きな役割を果たしているのです。

前述したように、日本ではがん治療に対する放射線治療の割合は、欧米に比べて低いという統計も出ています。しかし、放射線治療や放射線検査などの技術的な進歩と、放射線を医学に利用するための技術力向上などにより、今、核医学が脚光を浴び始めているのは間違いありません。

これまで医学界を陰で支え続けてきた核医学という分野は、今後のがん治療を含めた治療や検査の主流になってくることは疑うべくもないのです。

核医学検査の流れ

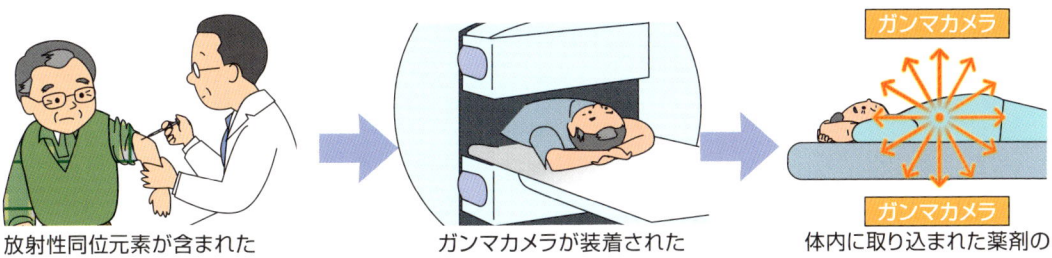

- 放射性同位元素が含まれた薬剤を注射する
- ガンマカメラが装着された機械に横になる
- 体内に取り込まれた薬剤の流れや大きさを見る（ガンマカメラ）

RI検査でわかる病気

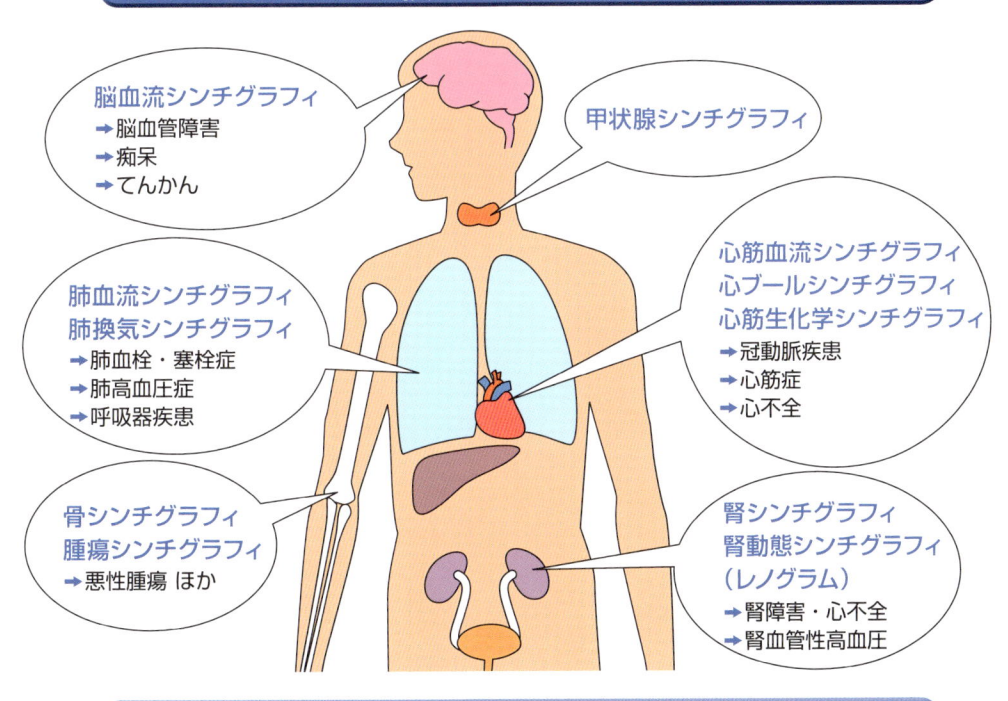

脳血流シンチグラフィ
→ 脳血管障害
→ 痴呆
→ てんかん

甲状腺シンチグラフィ

肺血流シンチグラフィ／肺換気シンチグラフィ
→ 肺血栓・塞栓症
→ 肺高血圧症
→ 呼吸器疾患

心筋血流シンチグラフィ／心プールシンチグラフィ／心筋生化学シンチグラフィ
→ 冠動脈疾患
→ 心筋症
→ 心不全

骨シンチグラフィ／腫瘍シンチグラフィ
→ 悪性腫瘍 ほか

腎シンチグラフィ／腎動態シンチグラフィ（レノグラム）
→ 腎障害・心不全
→ 腎血管性高血圧

シンチグラムとは

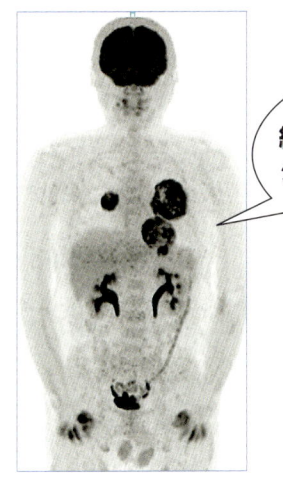

RI検査などで得られた結果をもとに画像化したものをシンチグラム（シンチグラフィ）と呼ぶ

第2章 ▶ がん治療を支える検査方法と画像診断システム

5 CTについて

　今では一般的となっているＣＴ（コンピュータ断層撮影）ですが、ＣＴがどのような経緯でつくられたのか、知らない人も多いと思います。そこでここでは、ＣＴについて解説します。

●CTの開発で断層撮影が可能に

　ＣＴが開発されたのは1972年のことです。開発者は、イギリスのＥＭＩという会社で研究者として働いていた、ゴドフィー・ニューボルド・ハンスフィールド（1919～2004）でした。

　このＣＴの特徴は、エックス線を使って画像を輪切り状態で撮影し、体の内部の状態を視認できるようにしたことです。ＣＴとは「Computed Tomography」という英語の頭文字をとって名づけられました。ＣＴという装置が開発できた背景は、名称にコンピュータという単語がつかわれているように、コンピュータによる画像解析ができるようになったことでした。これにより、輪切り状態の画像がつくれるようになったのです。

　仕組みは、放射線を照射するＸ線管と、その反対側に、臓器や肉体の様子を検知させる検出器があり、これが、患者さんが横になっている台座の回りを360度ぐるりと回転することによって、検査器に放射線が照射された後の画像結果が取り込まれます。

　ＣＴのすごいところは、輪切りにするのに、Ｘ線管から照射される放射線をできるだけ絞ることで、なるべく薄く、スライス状になるように照射したデータを、画像処理ソフトをつかって計算し、内臓の状態を一枚の画像に落とし込んだところにあるといえます。

　ＣＴの登場によって断層画像を撮影できるようになり、腫瘍など病巣の場所などを特定するうえで飛躍的に診断が向上しました。Ｘ線だけではどうしてもわかりにくい腫瘍の状態などを捉えるうえで、輪切りにすることによって臓器のどの部分にあるのか、大きさはどうなのかを測定することが可能になったことは、大きな利点といえるでしょう。

●造影剤の活用で
　より鮮明な画像が得られる

　開発当初は、１個のＸ線管に１個の検出器でした。360度１回転して１断層の画像を得るのに、数分かかっていたものが、ＰＣの向上により徐々にその間隔は短くなり、やがて数十秒で処理できるようになりました。しかし、全身の検査をするにはあまりに時間がかかることから、当初は頭部だけの検査にとどまっていたわけです。

　やがて、１スキャンあたり数秒で処理できるようになりましたが、1990年代に入ってからは、患者さんの寝ているベッドを移動しながら、Ｘ線管と検出器はらせん状に回転を続けるヘリカルスキャン（スパイラルスキャン）が可能になりました。今は、検出器（ディテクター）が複数備わったマルチディテクターＣＴが一般的となっています。

　ＣＴの機能をより効果的に発揮させるために、体内に造影剤（ヨード造影剤）を注入し、画像を鮮明にすることもできます。最近では、造影剤も改良が加えられたことで、副作用が出にくくなっていますが、湿疹や嘔吐をする人もいますので、検査の際は申し出る必要があります。

CT (computed tomography)

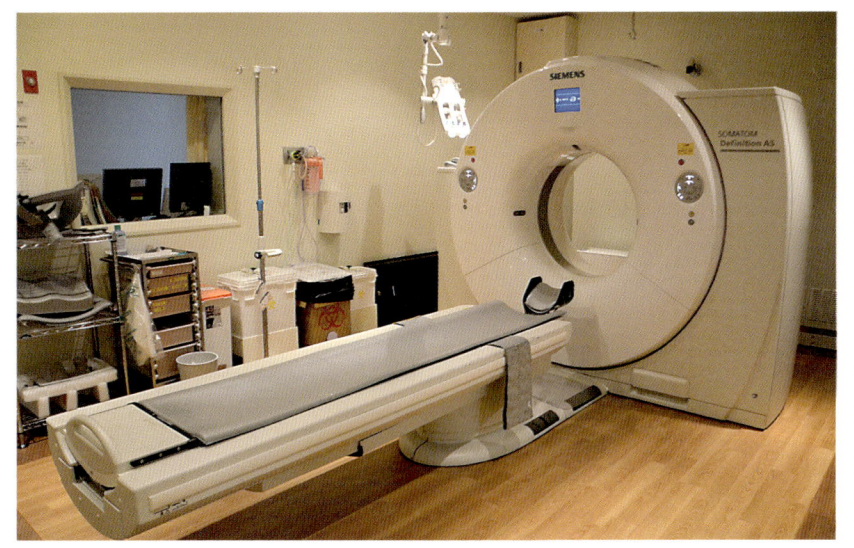

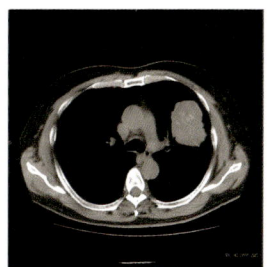

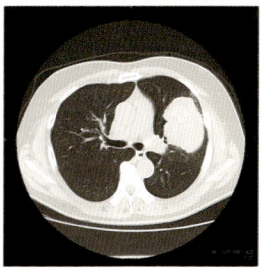

全身を輪切り状態の画像で現すことができる

CTの原理

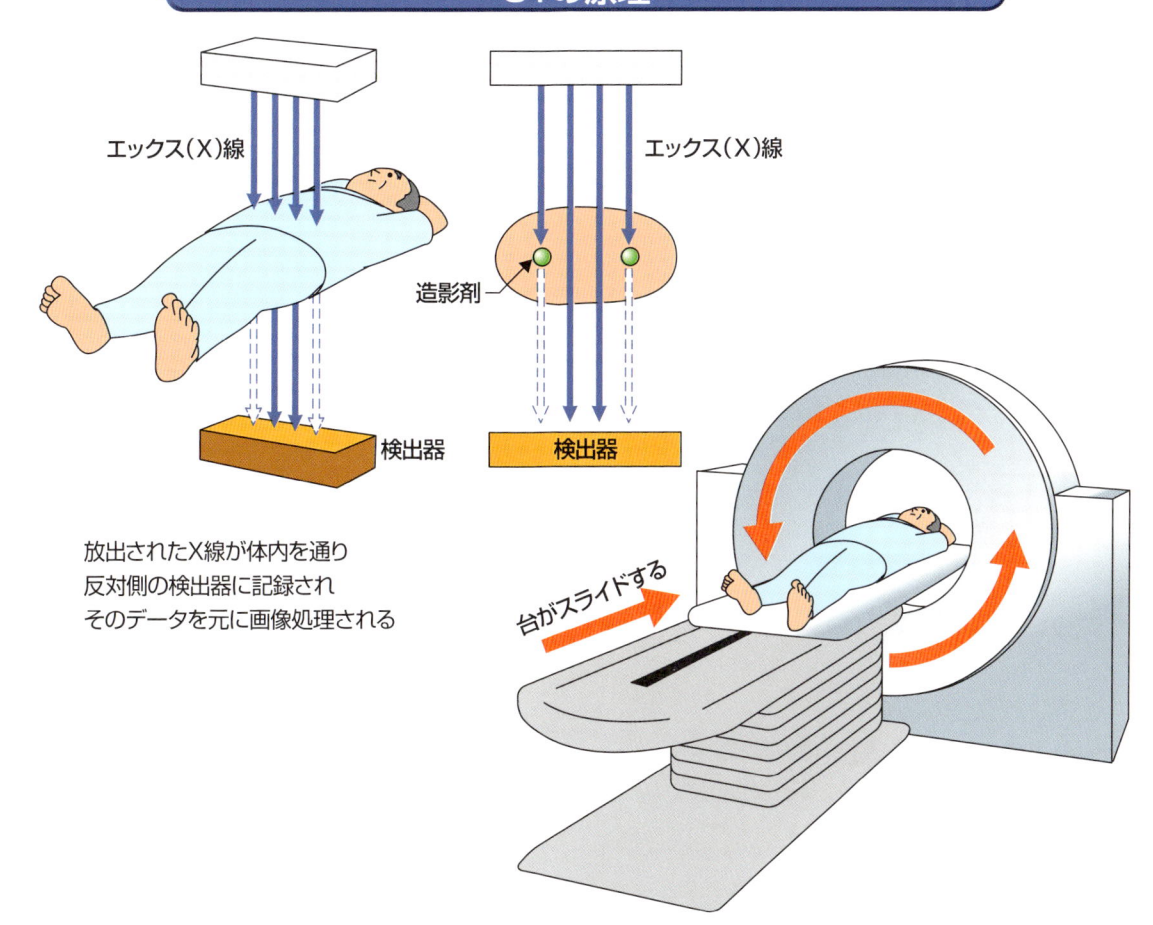

エックス（X）線

エックス（X）線

造影剤

検出器

検出器

放出されたX線が体内を通り反対側の検出器に記録されそのデータを元に画像処理される

台がスライドする

第2章 ▶ がん治療を支える検査方法と画像診断システム

6 PETとは

がんなどの検査で使用する機器には、レントゲンのほか、断層写真を撮るCTや、放射線同位元素を使ったRI検査などがあることはすでに説明しました。

●陽電子放出断層撮影（PET）の仕組み

今、私たちがもっとも重要視している検査法は、PET（ポジトロン エミッション トモグラフィー）です。日本語に訳しますと、「陽電子放出断層撮影」となります。

ここで「陽電子」という言葉が出てきますが、少しふれておきます。

前項などでも記したように、物質は原子というもので結ばれていて、原子は原子核と電子でできています。さらに原子核は、陽子と中性子でできていて、その周りをマイナスの電子が回っていることは説明したとおりです。ここで陽子という言葉が出てきますが、この陽子は、プラスの電気を帯びています。

では、PETでいう陽電子とは何かということですが、実はポジトロン核種と呼ばれる放射性同位元素があって、この核種の陽子がプラスの電気を帯びています。これを「陽電子」（ポジトロン）といっています。この陽電子をつかって検査する機械が、PETなのです。

ちょっと化学の話ばかりで難しくなってしまいましたが、この陽電子には大きな特徴があります。ひとつは、体内に放射性同位元素を取り込み、陽電子をあてるとがんなどの腫瘍などがみつけやすいということ。もうひとつは、放射能の半減期が非常に短いことが利点です。半減期とは、放射能の強さが半分に減少する時間のことで、陽電子は数分から数十分程度でなくなることから、体内で放射能の影響が継続することはありません。

●PETががん治療に有効な理由

現在、がん治療の検査をする際に、有効とされている検査方法が、PETです。なぜ有効なのかということをここで記してみます。

PETで検査する際は、放射性同位元素（放射能がある物質）を体内に取り入れることで、その物質が体内の悪い部分の細胞と結びつきます。これを放射性薬剤ともいいます。この薬剤は、体内の細胞と結びつくと、ブドウ糖が放出されるという性質をもったものです。

実は、がん細胞は、正常な細胞のブドウ糖を大量に取り込む性質があることから、この性質を利用し、ブドウ糖に放射性フッ素を付けたFDG（フルオロデオキシグルコース）という薬剤を体内に注入します。このFDGの動きを調べると、がん細胞にFDGが取り込まれる様子がわかるのです。

FDGには、放射性フッ素という放射性同位元素が含まれていますので、FDGが集まった部分からは放射線が出てくることになります。これをPETで捉えることで、がん細胞の大きさや位置、活動の状態などを詳しく調べることができます。

現在は、PETの機械に、全身の状態がよりはっきりとわかるように、CTがついたPETCTが普及しています。

全身のがん細胞の動き、場所などより広く調べるためには、PETCTを用いることが、検査の精度を高めることにもつながっているのです。

PETCT

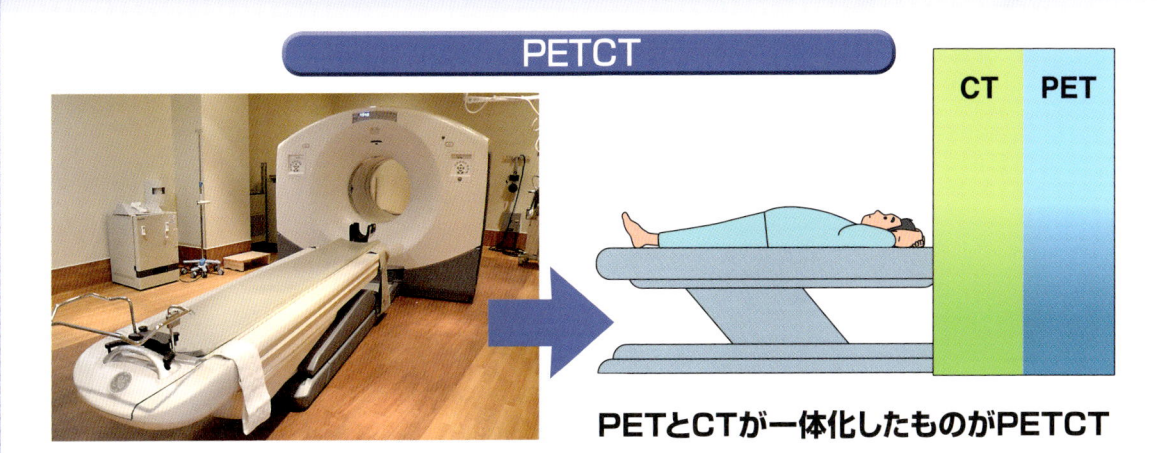

PETとCTが一体化したものがPETCT

FDGの特徴

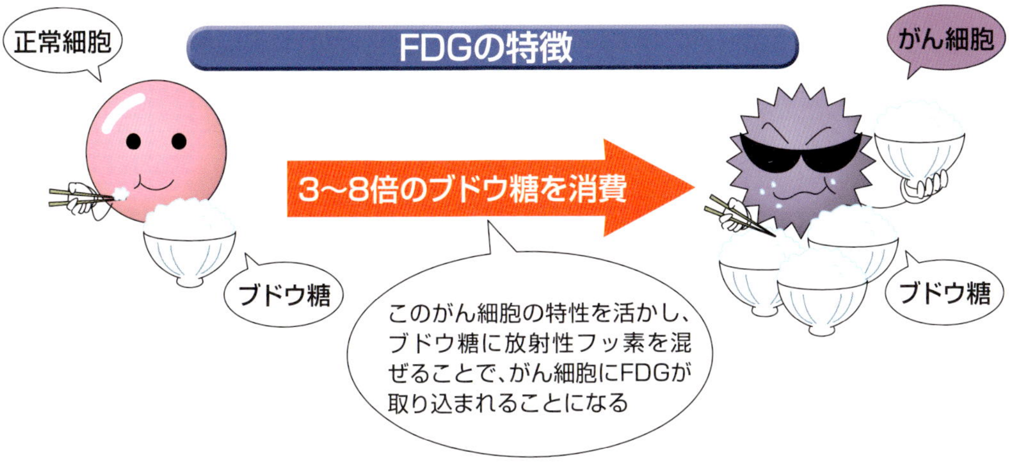

正常細胞 → 3～8倍のブドウ糖を消費 → がん細胞

ブドウ糖

このがん細胞の特性を活かし、ブドウ糖に放射性フッ素を混ぜることで、がん細胞にFDGが取り込まれることになる

FDG-PETの被ばく線量

FDG-PETの被ばく線量（185ミリベクレル注射時）

- 全身　2.2～3.5ミリシーベルト
- 脳　～5ミリシーベルト
- 膀胱　～29ミリシーベルト

放射線の量（mSv：ミリシーベルト）

| 0.3 | 2.4 | 4 | 10 | 50 |

- 0.3：胸部X線
- 2.4：自然放射線年間被ばく（平均）
- 4：胃のX線検査
- 50：職業人年間許容限度

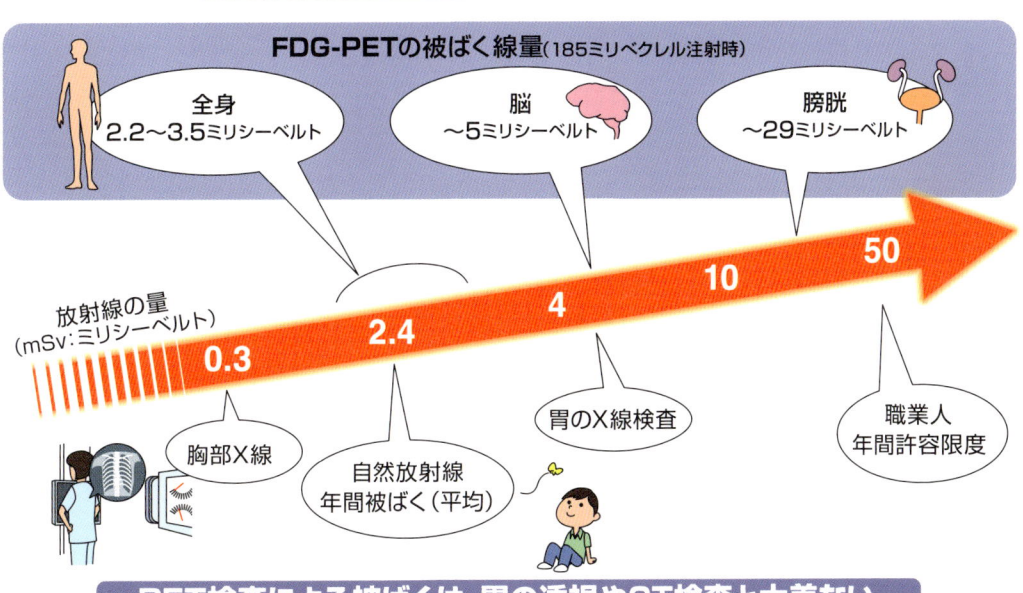

PET検査による被ばくは、胃の透視やCT検査と大差ない

第2章 ▶ がん治療を支える検査方法と画像診断システム

7 PETとCTの組合せで画像診断が飛躍的に向上

　ＰＥＴ機能をさらに向上させるために、最近ではＣＴを組み合わせたＰＥＴＣＴという検査機器も一般的につかわれるようになってきました。

●CTとPETの画像を組み合わせる

　ＰＥＴＣＴの仕組みは、ＰＥＴの画像と、ＣＴの画像を一度に撮影することができるところに特徴があります。

　では、なぜＰＥＴＣＴが有効なのかというと、右頁の画像をみていただければおわかりいただけるでしょう。

　ＰＥＴで撮影した画像をシンチグラムとよびますが、モノクロで、ぼんやりと臓器の輪郭はみえるものの、はっきりとした画像にはなっていません。これまでみてきたように、がん細胞の大きさや場所、活動の状態などを知るのにはＰＥＴは有効な検査方法ではあるものの、画像自体は決して鮮明ではないので、内臓のどの部分に腫瘍があるのかを詳しくみるにはどうしても限界があります。

　そこで、登場したのが、ＣＴを加えたＰＥＴＣＴです。

　ＣＴによる断層撮影をすると、全身の状態がわかるほか、内臓や全身の輪郭などがわかります。ただ、腫瘍などがどのような形状をしているのか、さらに、腫瘍の正確な場所の精度を高めるためには、断層画像だけではわかりにくいことがあります。

　そこで、ＣＴを撮影したあとに、ＰＥＴで撮影し、画像を組み合わせて３次元的に画像処理をすることで、全身や内臓などの輪郭などがはっきりとわかるだけでなく、腫瘍の大きさや場所、形状などの精度をより高めることが可能になります。しかも、カラーの画像でくっきりとわかるので、診断の精度も数段上がるという利点があります。

●PETCTのカラー画像による診断

　ここで、実際にＰＥＴＣＴで撮影した画像をみてみましょう。

　右の画像は、胸の腫瘍を撮影したものです。左上は通常のＣＴで撮影した画像です。ＣＴは輪切りで撮影しますので、体内の状態を知るにはとても効果的です。右上の画像はＰＥＴで撮影した画像です。先ほども説明したように、これだけをみると、腫瘍がある部分は黒く写りますが、モノクロなので全体的にぼんやりした画像になっています。

　これらＰＥＴで撮影した画像のシンチグラムと、ＣＴ画像を加えたものが、カラー画像になっているＰＥＴＣＴ画像になります。

　胸の中央にできた腫瘍ですが、赤くなった部分がＦＤＧという放射性フッ素を含んだ薬剤が集まったところです。かなり大きな腫瘍ができているのがわかります。

　ＰＥＴＣＴは、局部に限らず、全身を同時に撮影できますので、腫瘍が他に転移していないかどうかを知ることもできます。

　ＰＥＴＣＴの画像は、ＰＣソフトの解析システムの向上により、数年前に比べると精度がかなり向上しているだけでなく、腫瘍の状態なども高解像度で解析できるようになりました。

　このような高解像度による解析ができるようになったことによって、サイバーナイフなど放射線治療の効果も、飛躍的に進展しているといえます。

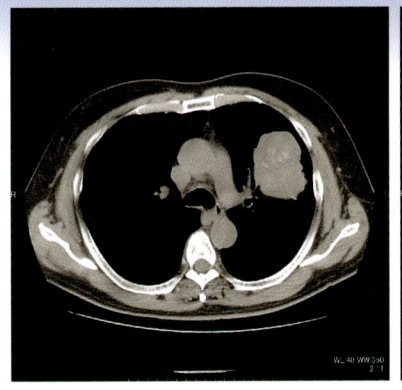

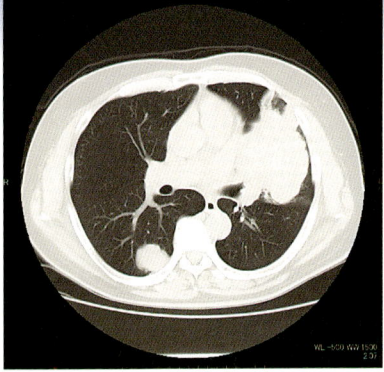

CTの画像

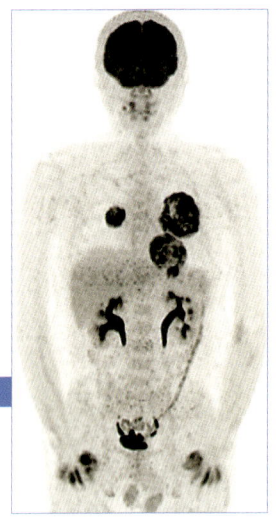

シンチグラム

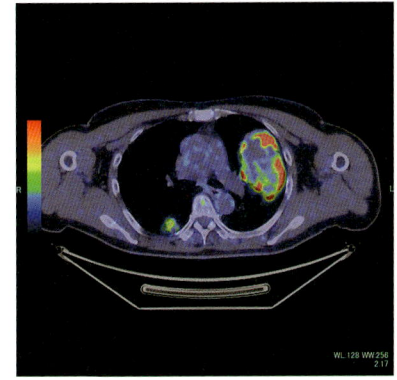

PETCTの画像

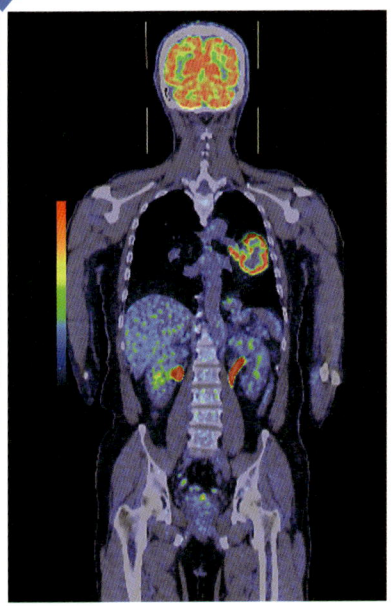

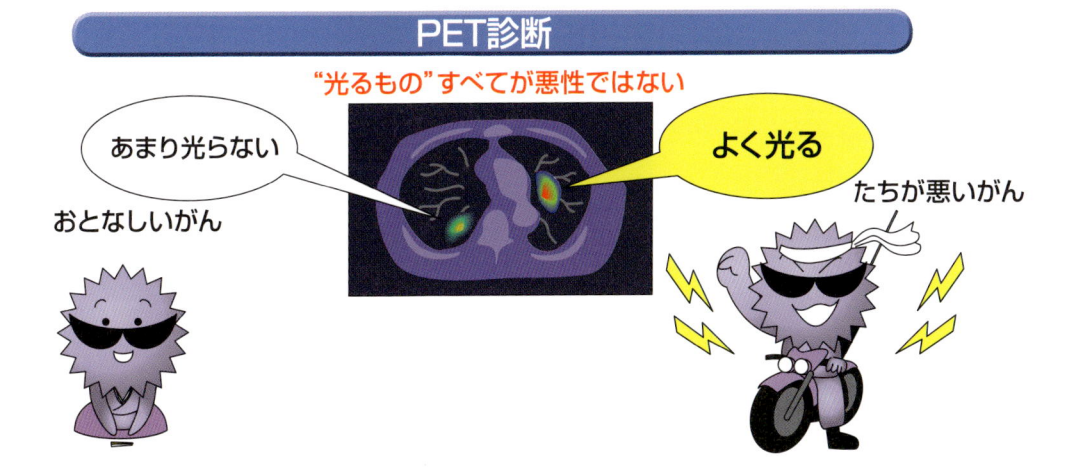

PET診断

"光るもの"すべてが悪性ではない

あまり光らない
おとなしいがん

よく光る
たちが悪いがん

第2章 ▶ がん治療を支える検査方法と画像診断システム　37

8 PETCTを効果的に活かすためには

さて、ＰＥＴＣＴについてこれまでみてきましたが、どのような部位でも効果的なのかどうかというと、そういうわけではありません。腫瘍などができている場所によっては、みえづらかったり、探しづらかったりする場合があるのです。

●すべての部位に効果的ではない

そこで右頁の図をみてください。これは、ＰＥＴでみつけやすいがんと、そうでないがんを図解したものです。比較的みつけやすいがんは、頭頸部がん、食道がん、乳がん、甲状腺がん、肺がん、すい臓がん、大腸がん、子宮体がん、子宮頸がん、卵巣がんなどがあげられます。

あまりにも小さながんの場合は、みつけづらくなりますが、１センチ以上の腫瘍であり、ＰＥＴＣＴ検査のときに体内に注入する放射性同位元素を含んだ薬剤（ＦＤＧなど）に入っているブドウ糖を多く取り込む場合には、有効です。

腫瘍といっても、形や大きさは様々です。塊状のものもあれば、まるで膜のように薄く広がるものもあります。後者のようながんは、ＰＥＴではなかなかみつけづらいがんです。また、塊状ではあるものの、１センチ以下のもっと小さながんも、ＰＥＴではなかなかみつけづらいがんといえます。

ブドウ糖が集まりにくいとされる胃がん（早期の場合）や、前立腺がん、肝臓がん、膀胱がん、腎がんのほか、ブドウ糖が集まりやすい脳内の脳腫瘍などについてもＰＥＴは向いていません。

ですから、ＰＥＴを主体とした検査をしながら、ＭＲや内視鏡カメラといった検査方法を併用することによって、腫瘍を的確にとらえることが必要です。

●検査手順と検査の進め方

ＰＥＴＣＴの検査をすることになったら、次の手順で検査を受けることになります。

まず、担当者から検査についての説明を受け、検査日が指定されます。

検査日の当日は５～６時間前から、食事を抜いてもらいます。がんなどの腫瘍は、ブドウ糖などの栄養分をたくさん取り込んで成長をします。ＰＥＴをする際に注入する薬剤は、ブドウ糖もどきのようなもので、ブドウ糖の動きなどをみてがんなどの場所や大きさをみていく検査ですから、もし食事をとったりしてしまうと、薬剤の効果がなくなってしまいます。

病院に来られてから、ＦＤＧなどの薬剤を体内に注入します。それから１～２時間程度、安静にしてもらいます。注入後、激しく動いてしまうと、中の臓器が活発化し、ＦＤＧの動きと区別がつかなくなるからです。

しばらく安静にしてから、ＰＥＴＣＴの検査に入ります。検査自体は30分前後で終わります。検査用のベッドに横になってもらうだけで、あとは機械がすべて自動で作業をしてくれます。痛みもなく、静かに横になっていただいているうちに、検査は終了です。

検査が終わったら、しばらく安静にしてもらいます。これは、体内にあるＦＤＧの放射線を減少させるのが目的ですが、半減期は非常に短いので、翌日までに尿で排出すると体内に残ることはありません。

PET検診

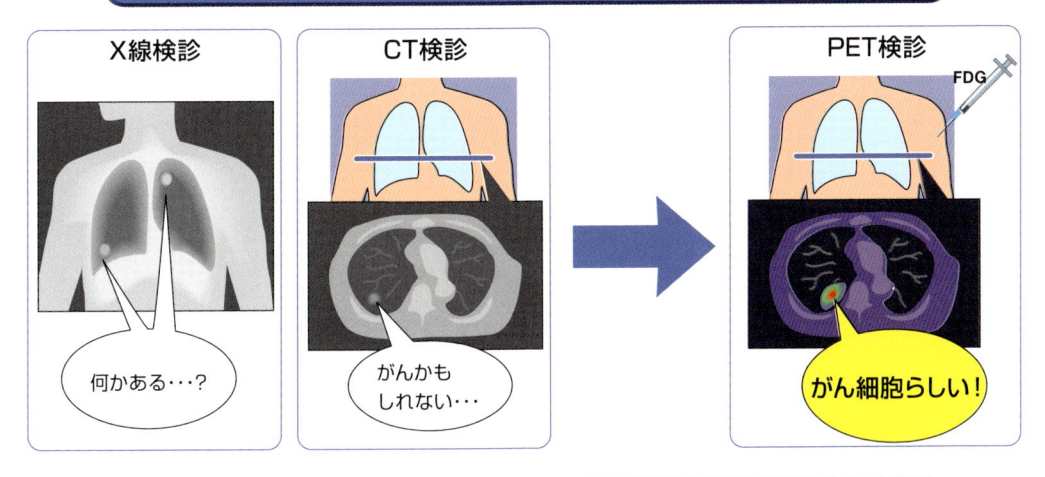

X線検診
何かある・・・？

CT検診
がんかもしれない・・・

PET検診
FDG
がん細胞らしい！

PETCT検診は全身を一度に撮影

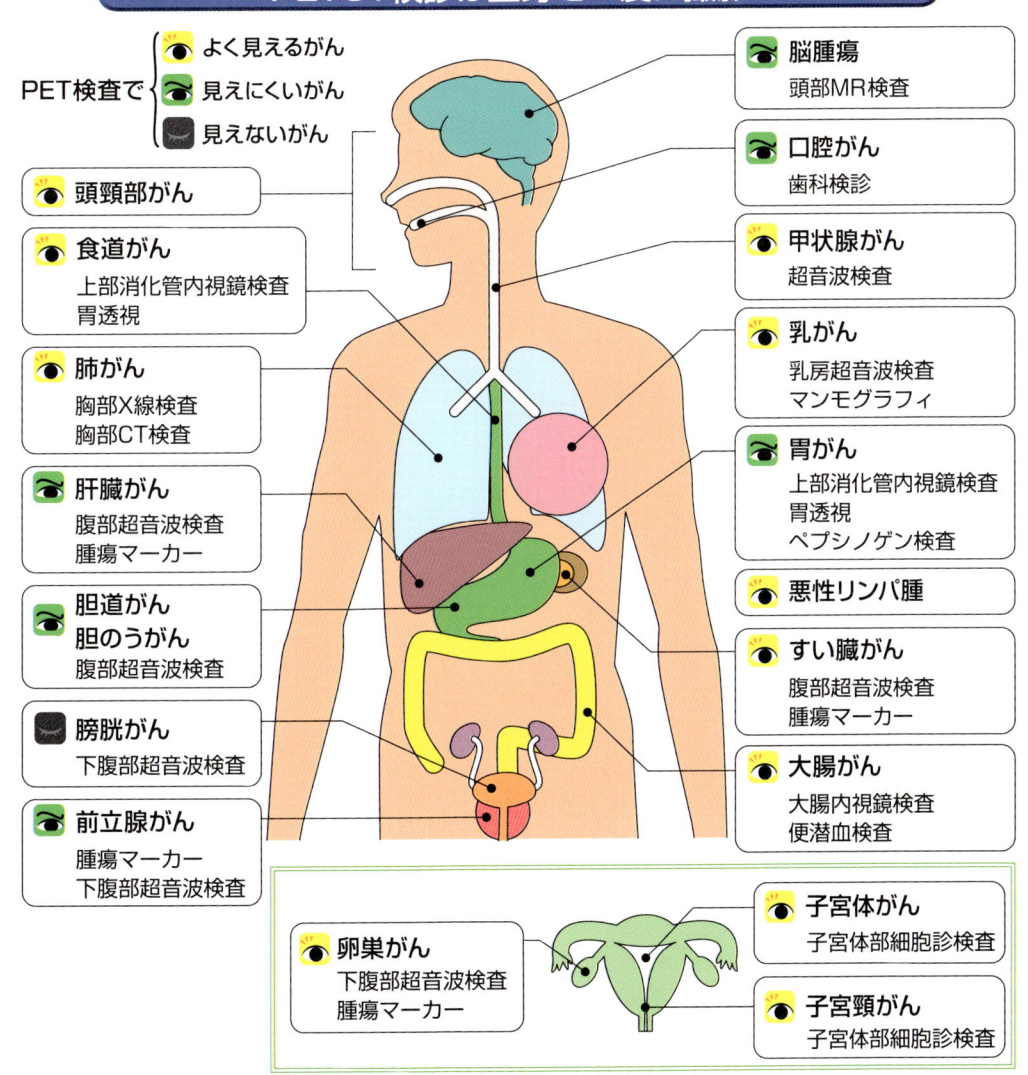

PET検査で
- 👁 よく見えるがん
- 👁 見えにくいがん
- 👁 見えないがん

頭頸部がん

食道がん
上部消化管内視鏡検査
胃透視

肺がん
胸部X線検査
胸部CT検査

肝臓がん
腹部超音波検査
腫瘍マーカー

胆道がん / 胆のうがん
腹部超音波検査

膀胱がん
下腹部超音波検査

前立腺がん
腫瘍マーカー
下腹部超音波検査

卵巣がん
下腹部超音波検査
腫瘍マーカー

脳腫瘍
頭部MR検査

口腔がん
歯科検診

甲状腺がん
超音波検査

乳がん
乳房超音波検査
マンモグラフィ

胃がん
上部消化管内視鏡検査
胃透視
ペプシノゲン検査

悪性リンパ腫

すい臓がん
腹部超音波検査
腫瘍マーカー

大腸がん
大腸内視鏡検査
便潜血検査

子宮体がん
子宮体部細胞診検査

子宮頸がん
子宮体部細胞診検査

第2章 ▶ がん治療を支える検査方法と画像診断システム

PETCTの重要性と
各専門医との連携について

　サイバーナイフの定位放射線治療を実施するには、どうしても欠かせないことが2つあります。

　ひとつは、ある限られた病変の部分だけを対象に画像だけを頼りに治療をする手段なので、その病変の位置を近隣の組織と区別して正確に同定するために、高解像度の画像が必須になるということ。いまひとつは、限られた部分だけを治療するため、逆に治療する部分の確定の正確さに加えて、全身の全体の病状の中でこの部分を治療することに、どのような意味があるのかを明確に把握しておく必要があることです。

　現在では、これら2つの必要な要項を解決するために、1mmスライスのCTスキャンと3D(立体）再構成法を用いたPETCTによる治療前の評価が望ましいと思われます。

　さらにもうひとつ、どうしても必要なことは、従前より多くの患者さんの治療を行ってきた実績のある治療医との連携、連絡は欠かせないということです。

　すなわち、頭頸部がん治療を得意とする頭頸部がん治療医や耳鼻咽喉科医や眼科医、化学療法に専従する経験豊かな腫瘍内科医、肝細胞がんのラジオ波や血管塞栓術に従事する専門医、乳腺外科専門医、婦人科がん治療専門医、がん治療に関わる歯科口腔外科医、肺がん治療の専門医、がん治療の消化器外科および内科医、骨、軟骨腫瘍の専門整形外科医、がん治療に特化した泌尿器科医、がん疼痛の緩和専門医、多くの腫瘍の手術治療経験を有する脳神経外科医などなど、多くの専門医の助言、判断、手助け、支援が大変に重要で必須になります。

　これらの設備や周辺の人的、物的な環境を背景に、ごく限られた小さな標的に対して正確な治療に挑む判断をし、実行に移していくことになります。

第3章
患者の負担を軽減する治療法「サイバーナイフ」

❶放射線治療にはどんな方法がありますか？
❷サイバーナイフとは何ですか？
❸サイバーナイフの構造はどうなっていますか？
❹サイバーナイフはどんな部位にも対応できますか？
❺サイバーナイフはどんな手順で治療するのですか？
❻副作用など治療にかかるリスクはないのですか？

1 放射線治療にはどんな方法がありますか？

放射線治療の方法は2つに大別されます。それは外部から照射する外部放射線治療と、体内に放射性物質を取り入れて治療する体内放射線治療に分けられます。サイバーナイフやガンマナイフは、外部から放射線を照射する治療法になります。ここでは主に、外部放射線治療を中心に記します。

●外部放射線治療について

この外部放射線治療には、光子線と呼ばれるエックス線やガンマ線を用いる方法と、粒子線と呼ばれる重粒子線や陽子線、中性子線（BNCT）を用いる方法に大別されます。サイバーナイフは、前者のエックス線を使用する治療法に該当します。

世間一般でいわれている放射線治療は、リニアック（直線加速器）と呼ばれる放射線治療装置を使った方法になります。エックス線や電子線を患部の広い部分に照射し、病巣を撃退する方法です。正常な細胞にもあたりますが、比較的損傷が緩いため、広く普及している治療法です。

最近のがん治療では、さらに高精度の治療技術が開発されています。①三次元原体放射線治療、②定位放射線治療、③強度変調放射線治療、④画像誘導放射線治療などが、高精度放射線治療に該当します。ちょっと難しい言葉が続きましたが、これらの治療法で共通しているのは、病巣を的確にとらえて、複数の方向からピンポイントで照射するということです。

ガンマナイフは、このなかの②定位放射線治療にあたります。定位放射線治療とは、正常な細胞にできるだけ損傷を与えないようにしながら、多方向からピンポイントで病巣に大量の放射線をあてる治療法をいいます。1952年にスウェーデンのカロリンスカ大学の脳外科医ラース・レクセルが最初に考案し、現在まで発展してきたものです。

ガンマナイフは、頭頸部のみの腫瘍で使用し、コバルト60と呼ばれるガンマ線を用いて治療します。頭部に201個の穴が開いたヘルメット状のものをかぶり、それを金属枠のフレームで頭蓋骨に固定して放射線をあてる位置がずれないようにします。装置から照射されたコバルト60が、固定したヘルメット状の穴を通過し、その穴を通してピンポイントで病巣に放射線を集中させる方法です。1本1本の放射線は微量ですが、患部に大量に集中してあたりますので、腫瘍に大きなダメージを与えることができます。

●リニアックやガンマナイフの欠点を補うサイバーナイフ

リニアックやガンマナイフにも、それぞれに欠点があります。たとえば、ガンマナイフの場合、頭部を固定するうえで金属性のフレームを頭蓋骨に固定しますが、身動きが取れないとか、圧迫感があるなど、患者さんへの負担がかかってしまいます。リニアックも、あらゆる部位で活用することができる反面、ピンポイントでの照射は難しいことから、正常細胞に影響を与えないように照射するのは容易ではありません。

サイバーナイフは、こうしたリニアックやガンマナイフで対処しきれない部分を補うだけでなく、患者さんの負担をできるだけ軽減した治療法として、開発されたのです。

がんの治療方法

- **外科療法**：手術によりがん細胞を除去
- **化学療法**：化学物質を投与してがん細胞を攻撃
- **放射線療法**：放射線でがん細胞を退治
  - 内部放射線治療（体内から治療）
  - 外部放射線治療（体外から治療）
    - **光子線**（光の波）：従来の治療法として広く利用されている放射線
      - エックス線・ガンマ線
    - **新しい治療法**
    - **粒子線**（粒子）：粒子線治療で利用される放射線
      - 重粒子線
      - 陽子線
      - 中性子線

装置：リニアック、ガンマナイフ、サイバーナイフ

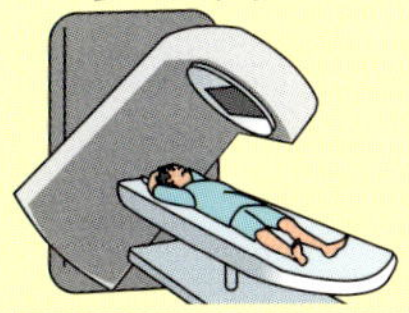

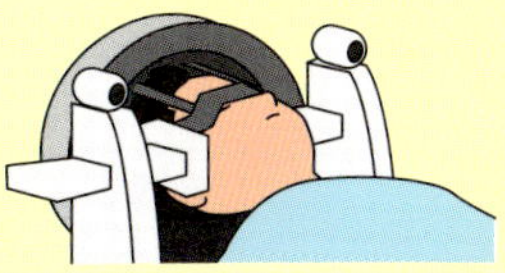

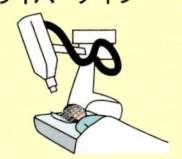

放射線による細胞ダメージ

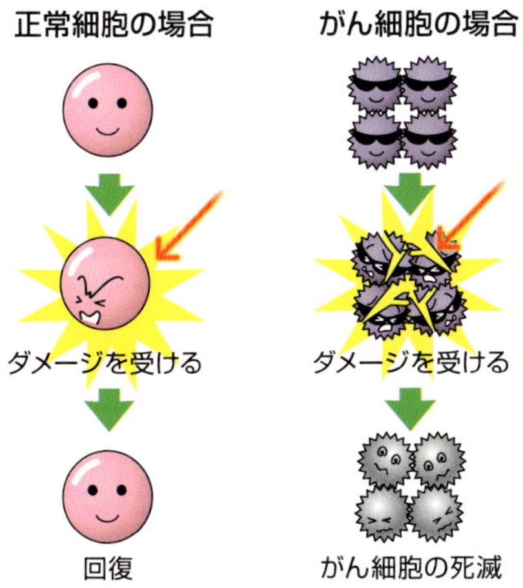

正常細胞の場合：ダメージを受ける → 回復

がん細胞の場合：ダメージを受ける → がん細胞の死滅

放射線は分裂の盛んな細胞（がん細胞）に、より強い影響を及ぼすため、正常な細胞よりがん細胞の方がダメージを受けやすい

より効果的に照射するための方法

- **三次元原体放射線治療（3D-CRT）**：病巣の形状にあわせて複数の方向から照射
- **定位放射線治療（SRT）**：複数の方向からピンポイントで病巣に照射
- **強度変調放射線治療（IMRT）**：3D-CRTの特殊な照射方法より病巣の形状にあわせて照射でき、周囲の臓器に影響がでないように強弱をつけられる
- **画像誘導放射線治療（IGRT）**：内臓の状態や呼吸により病巣が動いても、病巣に正確な照射ができるように、コンピュータで画像情報を処理し、病巣へと正確に誘導・照射する

第3章 ▶ 患者の負担を軽減する治療法「サイバーナイフ」

2 サイバーナイフとは何ですか？

●ナイフといっても切除しない治療法

サイバーナイフは放射線治療のひとつで、がんなどの悪性腫瘍の治療においては最先端の治療方法といえます。サイバーナイフはガンマナイフの原理を応用して、1992年に米国スタンフォード大学教授（当時）で脳外科医のジョン・アドラー氏によって開発され、1994年より治療が開始されました。前項の②ＳＲＴ③ＩＭＲＴ④ＩＧＲＴのそれぞれの要素を含んだ治療法といえます。

ガンマナイフのように、頭蓋骨を金属で固定しないので、1回の照射治療だけではなく、必要に応じて何回でも同じように、正確に分割照射できることがひとつの特徴です。正確に照射するために固定する手段をとらないので、頭だけでなく全身の体幹部（肺、肝臓、骨盤）などの治療も可能です。

日本にサイバーナイフが導入されたのは、1997年のことです。"サイバーナイフ"という言葉から想像すると、「どんなナイフなんだろう？」とか、「ナイフというからには切るんじゃないか？」といったイメージを持つ人もいるでしょう。サイバーナイフはガンマナイフと同じく、放射線によって病巣にダメージを与える治療法になります。外科的な手術のような、実際に切ったり、縫ったりすることはありません。

●サイバーナイフの4つの特徴

サイバーナイフの特徴は、次の4つに集約されます。①高性能である、②低侵襲性である、③治療の自由度がある、④フレキシブルに対応できる、などです。詳しくは右頁の図表をみてください。

たとえば、「低侵襲」というのがあります。「侵襲」というのは、簡単にいうと、針を打つと痛みが伴うとか、体が動かないように固定するなど、治療にあたって患者さんに何らかの負担がかかることを意味します。

前項でも少し触れたガンマナイフの治療は、頭が動くのを防ぐために、フレームを頭に固定しなければならないのですが、サイバーナイフは薄いメッシュ性のプラスチックでできたマスクを覆うだけなので、侵襲性については低いといえます。

また、治療の自由度についてみると、ガンマナイフは一度の照射による治療ですが、サイバーナイフは、腫瘍の大きさや周囲との関係により照射回数を何回かに分けることができます。これを分割照射といいます。

以前ならば治療をするには、腫瘍の大きさが2センチ、あるいは3センチまでという制限がありました。しかし現在は、何日かに分けて治療が可能になったことで、腫瘍の大きさにあまり制限はなく、最大でも2週間くらいの治療期間で済むことが多くなりました。これにより、入院しなくても、通院による治療が受けられるようになったのです。

サイバーナイフが高性能になったことは、ロボットアームの可動範囲が格段に広がったことがあります。初期の段階では、ある一定の範囲しか可動できなかったのですが、今ではかなりの範囲で可動することができます。

このようにフレキシブルに可動できることで、これまで難しいとされてきた、頭蓋底や脊髄、内臓などの体幹部に生じた腫瘍においても、対応できるようになりました。

定位放射線治療

一般的な放射線

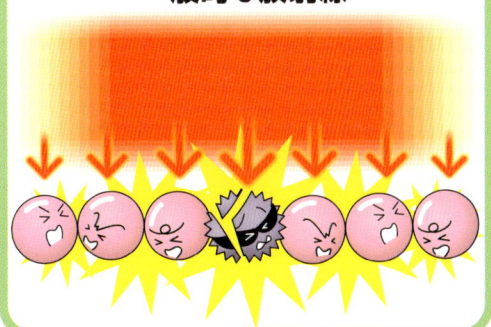

定位放射線

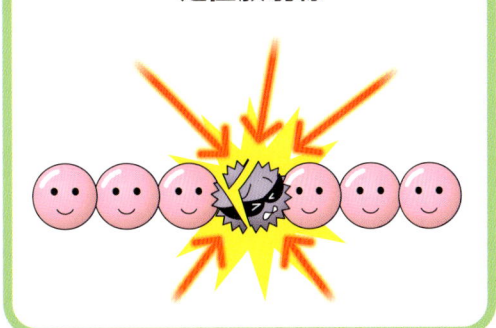

サイバーナイフの4つの特徴

高性能
病変だけを狙い撃つ最新の治療「病変追尾システム」

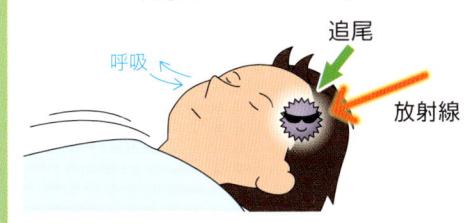

追尾
呼吸
放射線

最先端の画像解析技術と巡航ミサイルに使われている情景照合装置（DSMAC-2）を応用した病変追尾システムが病変部を追尾して正確に治療する。病変が動いても、これを追尾して正確に治療するサイバーナイフ独特のシステム

低侵襲性
治療のつらさ、痛みを伴わない「プラスチック製マスク」

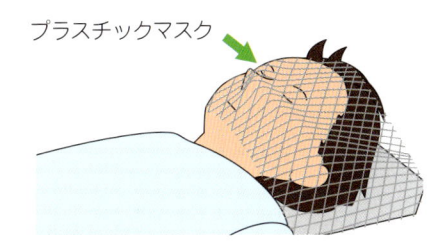

プラスチックマスク

頭部切開や痛みを伴う頭蓋骨への金属フレーム固定は不要。治療の際に着脱式のプラスチックマスクを装着するだけで高精度な治療ができる

治療自由度
通院での定位放射線治療が実現「分割治療」

1回目照射　　2回目照射

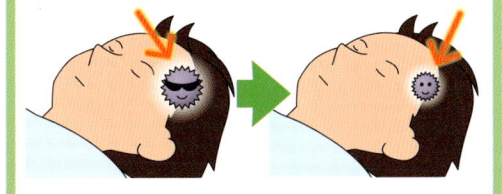

フレーム固定が必要な放射線治療では、その日だけの1回照射による治療しかできなかった。しかし、サイバーナイフでは通院により数日間にわたる分割した照射治療も可能である

フレキシブル
大きな病変にも対応「ロボットアーム」

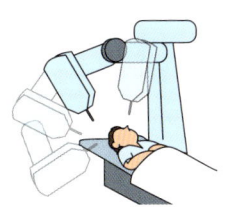

先端にX線発生装置を装着した6つの関節を持つロボットアームが1,200の方向から正確に放射線（X線）を照射する。頭蓋底、脊髄、体幹部など広範な部位に発生した腫瘍に対応できる

第3章 ▶ 患者の負担を軽減する治療法「サイバーナイフ」

3 サイバーナイフの構造はどうなっていますか？

●アームが可動し照射するシステム

　サイバーナイフの主な構造は、①放射線を実際に打つための産業用ロボットアームに小型のリニアック（直線加速器）が装着された本体機、②患部を2方向から撮影するための天井にすえられたＸ線管球と、そこで得られた画像を検出する床に埋められた画像検出器、③患者さんが横になって治療をうけるベッド、の大きく3つに構成されています。

　②で認識した病巣の位置を、位置認識システムが感知し、①と②に位置のずれがあればこれを認識し、追いかけて正確に補正して照射していくのです。位置認識システム（target locating system）は、標的病巣の動きに応じて①②③の共同作業で自動的に実行されていきます。

　わかりやすく図解したものが右頁です。サイバーナイフの本体機は、もともとは自動車製造などに使用されている製造ロボットがベースになっています。このロボットの先端に、リニアックという放射線を照射するための装置が装着されているのです。この装置の中には、コリメータと呼ばれるタングステンでできた筒状のものが装着されており、放射線を照射するときにビームの太さが調節できるようになっています。

　コリメータは、患部腫瘍の大きさなどによって何種類かにつかい分けられます。コリメータ自体の大きさは長さ10数センチ、直径5～7センチ程度の筒状のもので、中心に放射線を放出する孔が開いています。サイズは、直径5ミリから60ミリまでの計12個用意されています。ここで、腫瘍の大きさや場所に応じてビームの太さを調整します。

　患部の場所を正確に測定するためには、天井の左右2ヵ所にエックス線の装置を設置しています。治療前に治療計画に基づいてデータをコンピュータに入力しますが、治療中においても患部を正確にとらえるための機能を備えています。双方向から測定したデータは、床に設置された画像検出器を通じ、位置データとして認識されます。

　治療中は患者さんに装置の上で仰向けになってもらいます。頭部などの治療では、前項で触れたプラスチックのネットを顔に被せますが、それ以外の部位の治療では特に拘束することはありません。患者さんには横になっていてもらうだけで、あとはサイバーナイフの装置が自動的に動き、患部に放射線を照射するだけです。

●X線ビーム1本1本は微弱

　サイバーナイフから放射されるＸ線ビームの1本1本は、とても微弱です。この微弱な放射線を、治療計画に基づき患部腫瘍に対して複数の角度から集中的に照射することによって、病変にダメージを与えることができます。

　最新のサイバーナイフは、第6世代と呼ばれているものです。第4世代、第5世代と呼ばれている装置と基本構造に変わりはありませんが、サイバーナイフ自体の仰角（アームの動く可動範囲）が、下方部で広がりました。患部に照射する角度がより広がったことにより、これまで難しいとされてきた部位や深部の病巣に対しても、治療が可能になったといえます。

サイバーナイフの全容

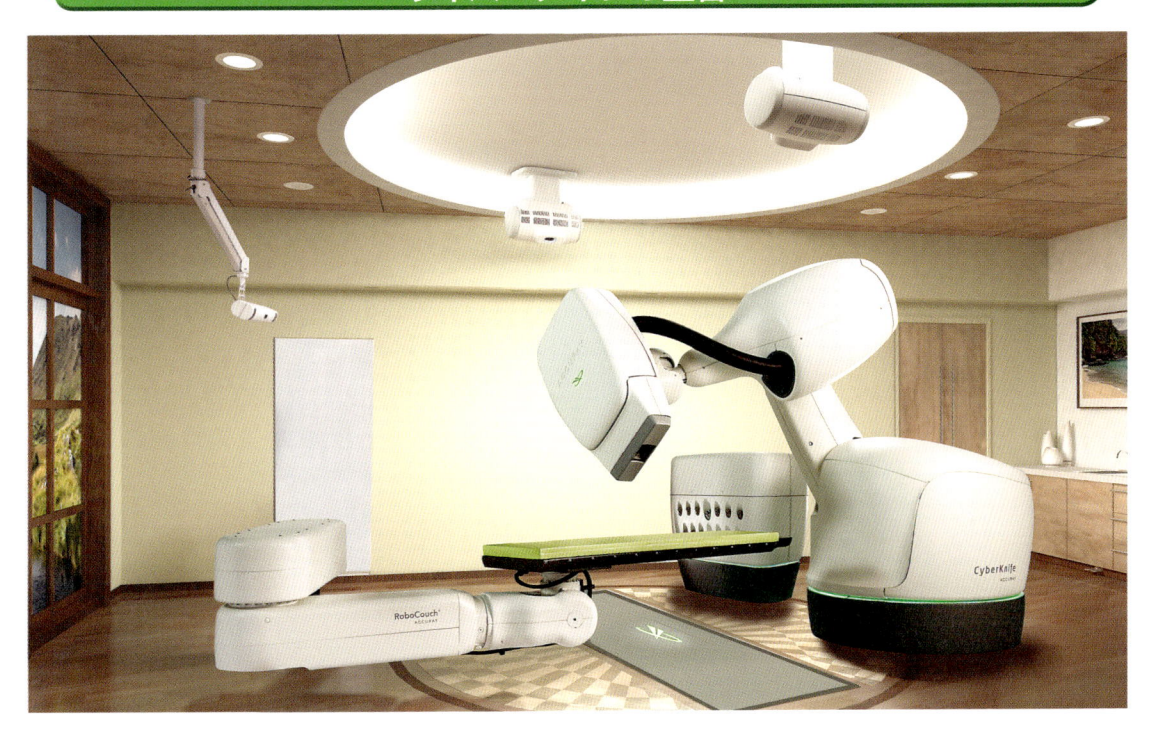

治療システムの配置と画像イメージ

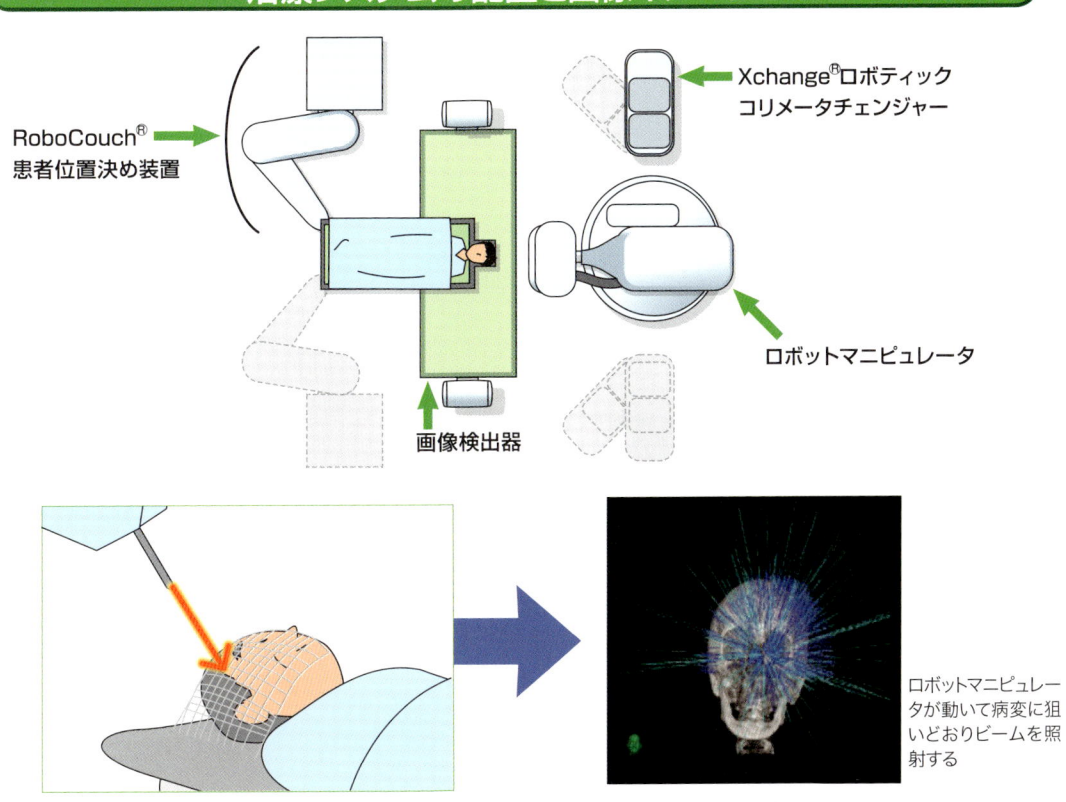

RoboCouch® 患者位置決め装置

Xchange®ロボティックコリメータチェンジャー

ロボットマニピュレータ

画像検出器

ロボットマニピュレータが動いて病変に狙いどおりビームを照射する

第3章 ▶ 患者の負担を軽減する治療法「サイバーナイフ」

4 サイバーナイフはどんな部位にも対応できますか？

サイバーナイフが日本に導入された1997年当初は、治療する部位は、脳や頭頸部のみでした。ですから当時、首から下の体幹部については、リニアックによる放射線治療や、化学療法、外科的手術などで対応するのが一般的でした。ちなみに体幹部とは、頭部と四肢を除いた、いわば胴体部分のことを指します。

● **体幹部への治療が難しいとされている理由**

一方、アメリカでは2001年にサイバーナイフによる体幹部の治療が認可されました。それまでは頭蓋内治療が全体の8割超を占めていましたが、2010年には頭蓋内以外の体幹部治療が5割以上になっています。

日本で体幹部の治療が承認されたのは、2008年になってからです。

現在、サイバーナイフを使った治療で健康保険が適用されるのは、5センチ以下の転移性ではない原発性の肺がんや肝臓がん、3個以内の転移性の肺がんや肝臓がん、脊椎動静脈奇形に制限されています。これ以外は普通の保険適用ではありませんが、治療は対応できます。

サイバーナイフなど定位放射線治療をするうえで大事なことは、照射する部位にピンポイントで放射線をあてることです。ガンマナイフのようにフレームで頭蓋骨を固定すれば、頭などは動かずに済みますが、肺などの呼吸器をはじめ、食道や胃・腸といった蠕動をしている消化器系は止めることができません。ですから、これまで体幹部の照射は難しいとされてきました。

● **追尾システムによる補足が可能**

では、なぜサイバーナイフが体幹部にも対応できるのかといいますと、こういったガンマナイフなどの欠点を補うために、X線ビームを照射するリニアックを装着したロボットアームが自由に可動できるということ、そして、ターゲットとなる病巣を的確にとらえるための追尾システムが備わっていることなどがあげられます。

たとえば、腫瘍の近くに目や脊椎、頸動脈や視神経など大事な部位があった場合、ちょっとでも動いてしまったことでターゲットとなる腫瘍から外れ、大事な部位に放射線があたってしまうリスクが出てきます。

これを回避するために、治療計画に基づいて正確にターゲットを補足するために、サイバーナイフには軍事で使われているミサイルの標的補足システムが応用されているのです。医療機器に軍事システムが応用されているというのは、ちょっと意外に思われるかもしれませんが、これによって、体が動いても追尾できるのが大きな特徴です。

そのほか、素材が金でできたマーカーを照射する患部の近隣に埋め込み、そのマーカーを目印にターゲットへ向けて放射線を照射する方法もあります。また、マーカーを使わずに最新の画像ソフトを使って1方向のみから病巣が確認できれば照射できる方法もあります。

このような体幹部の治療が可能になったのは、サイバーナイフの性能が向上したと同時に、画像診断ソフトが高性能になったといえるでしょう。

定位放射線治療が保険適用される部位

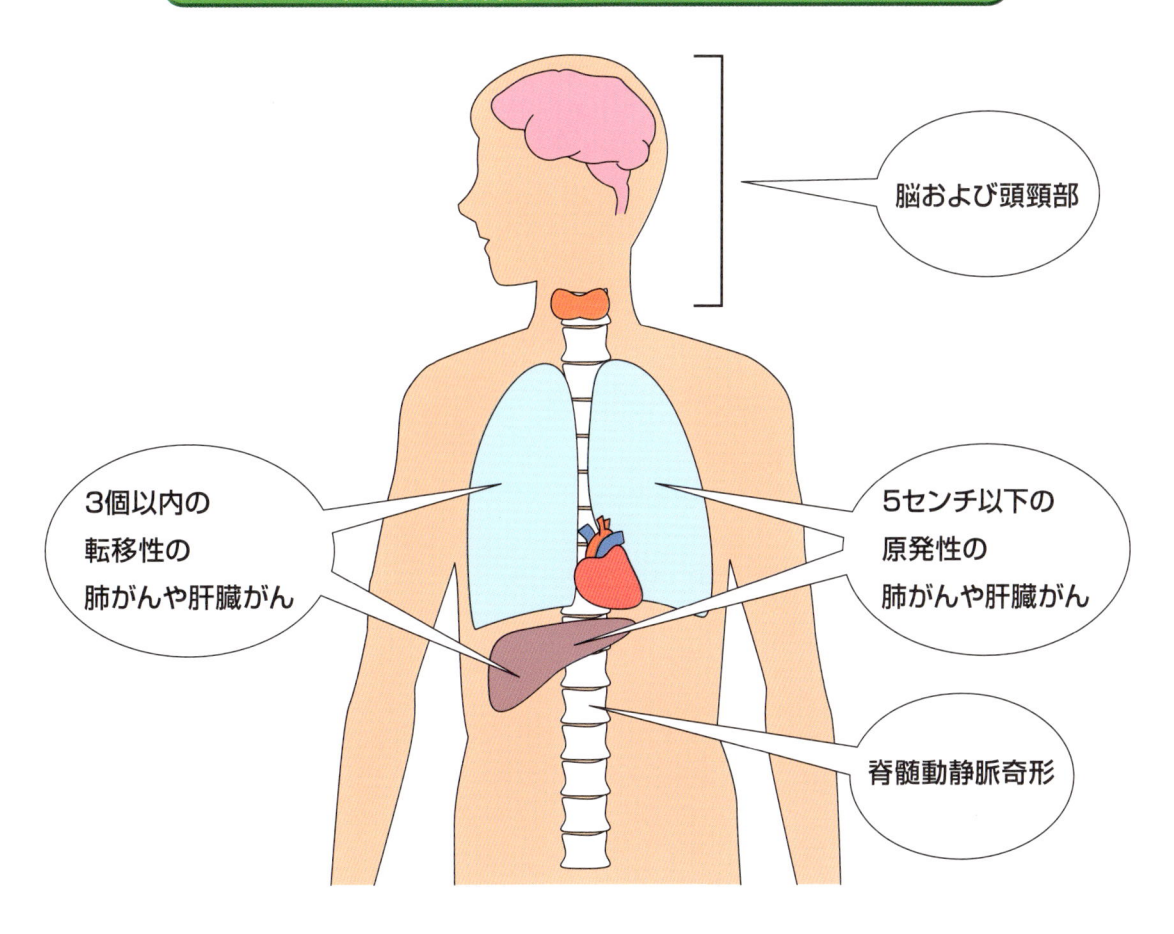

- 脳および頭頸部
- 3個以内の転移性の肺がんや肝臓がん
- 5センチ以下の原発性の肺がんや肝臓がん
- 脊髄動静脈奇形

追尾システムで病巣をとらえる

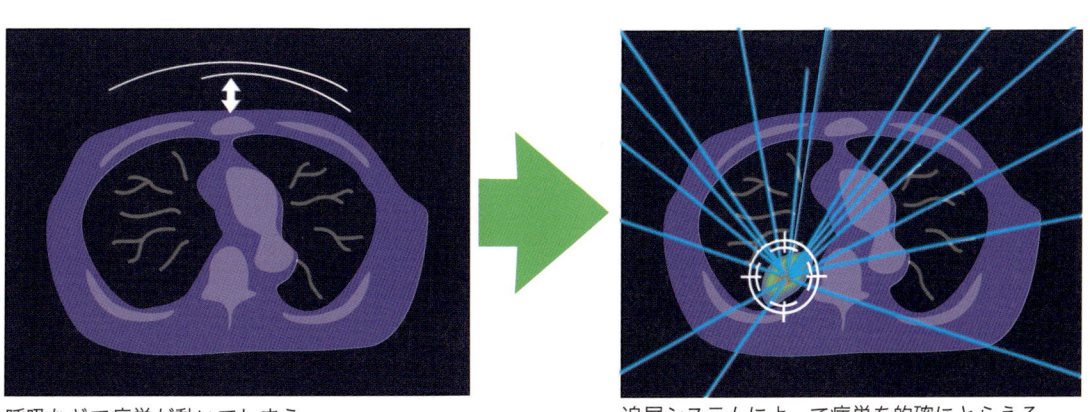

呼吸などで病巣が動いてしまう

追尾システムによって病巣を的確にとらえる

5 サイバーナイフはどんな手順で治療するのですか？

●PETCTなどの画像診断が大事

これまでみてきたように、サイバーナイフはエックス線を使った最新の治療技術ですが、症状によってサイバーナイフが適当か否かを判断する必要があります。

そこで、治療の手順については次のようになります。

まず、診察の申込みをしてもらい、患者さんのこれまでの病歴や現在の状態、他院からの紹介があれば紹介状などを元に検討します。そして、PETCTやMR、CTといった検査などで病巣の詳細な検査をし、診断を確定します。

サイバーナイフの精度を高めるためには、PETCTやMR検査による病巣の正確な位置や大きさを把握することが大切です。特に脳などの頭部に関しては、病巣付近に大事な血管や神経が入り組んでいて、傷をつけてしまう可能性もあります。高精度治療を可能にするためには、PETCTやMRなどの検査をもとに画像診断し、そこで綿密な照射方法を立てることが、サイバーナイフの治療に大きく影響します。

診断が確定すると、次に治療計画の作成に入ります。脳や頭頸部の治療をする場合には、熱可塑性のプラスチック製のマスクを作成します。患者さんの顔や頭部にフィットするように伸びる素材で、顔に装着して輪郭に合わせたのち、冷やしてそのまま固くなったメッシュ状のものです。

治療計画は、PETCTやCT、MRなどによる検査結果などをもとに、放射線を照射する場所と、そうでない場所を指定します。こうした検査結果画像をもとに、治療計画ソフトを組み込んだコンピュータに必要なデータをインプットし、最適な照射方向などを割り出します。

●痛みや苦痛は伴わない

治療計画が策定できたら、いよいよ治療に入ります。1度の照射で済む患者さんもいますが、数日かけて分割照射する場合もあります。治療にあたっては、患者さんのボディにフィットするように形状が確定すると固まる素材でできたものを診察台の上に置き、そこに仰臥してもらいます。もし頭部や脳などの病巣に対する照射ならば、先に作成したプラスチック製のマスクで顔を覆います。

位置を固定したら、サイバーナイフによる治療に入ります。放射線を使用するため、治療室は四方がコンクリートで覆われた特別仕様の造りになっています。治療中はほとんどの動作はマシンがコンピュータで制御されていて、室内はサイバーナイフのアームが動く音以外はしません。患部が熱くなるとか、痛みが伴うことはないまま治療は進みます。

だいたい、1回の治療で30～40分程度かかりますが、実際に照射する時間はほんの数分で、それ以外はサイバーナイフ自体の動作時間で占められます。

サイバーナイフは、上下左右、あらゆる動きをします。治療計画に基づいて、照射角度や照射線を決めていますが、通常は150～200方向の照射ビームを打つことになります。

治療が済めば、特に制約はありませんので、通院の方ならばそのまま帰宅いただくこともできます。

サイバーナイフ治療の手順

① 問診
これまでの症状や受けてきた治療、現在の状態などについて受診

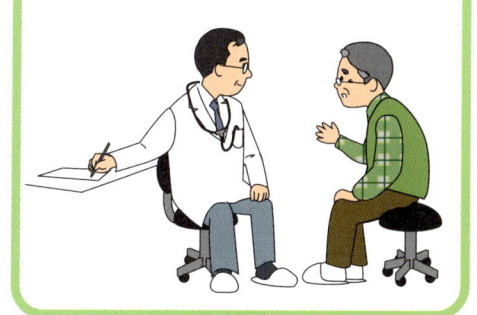

② PETCTなどの検査
PETCTやMRなどによる検査開始

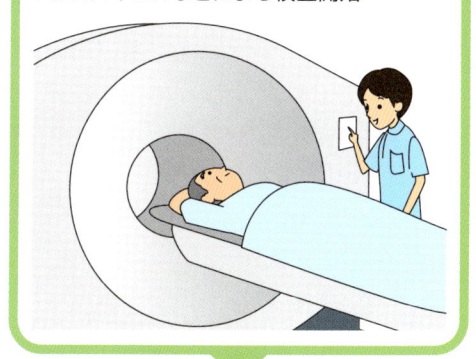

③ 治療計画
撮影した画像をもとに、治療計画を決定。照射線量、照射角度などを決める

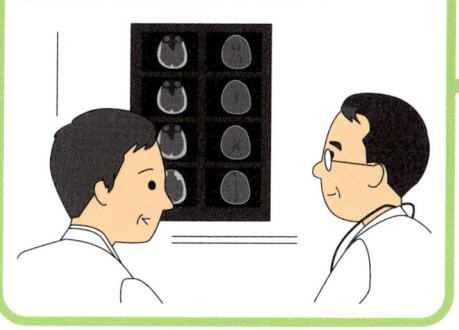

④ 治療開始
治療計画に基づいて、サイバーナイフ治療を開始

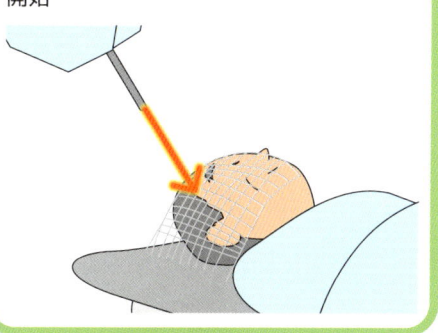

⑤ 治療
腫瘍の大きさ、場所、治療の目的に応じて、照射時間や照射角度、照射量、照射回数などは違ってくる

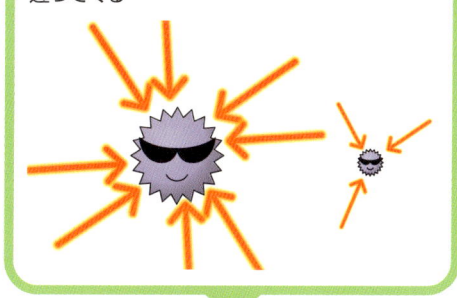

⑥ 帰宅
通院でも治療できるので、治療が終わったら帰宅も可能

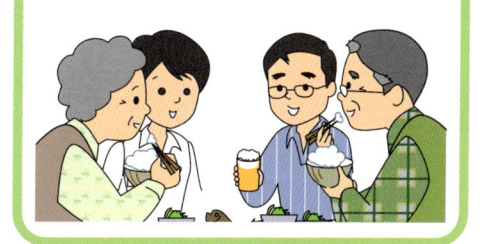

第3章 ▶ 患者の負担を軽減する治療法「サイバーナイフ」

6 副作用など治療にかかるリスクはないのですか？

●放射線治療と医療被ばく

よく、放射線治療というと、医療被ばくを気にする人も多いと聞きます。医療被ばくとは、レントゲンやCTなどの放射線検査やサイバーナイフ、ガンマナイフといった放射線治療などを受けることによる被ばくを意味します。確かに、エックス線やガンマ線など放射線を体内に向けて照射するわけですから、心配するのも無理はありません。

現在の日本では、全死亡率におけるがんの割合は、全体の3割、つまり3人に1人が何らかのがんで亡くなっているというのが実情です。この割合のなかに、どれだけの医療被ばくによる人が含まれているのかは、実際のところデータがないためはっきりとしたことはわかりません。

サイバーナイフなどの定位放射線治療では、一度に照射できる放射線量が決められていますので、その基準に従って治療法を検討します。たとえば、腫瘍が大きい場合、腫瘍ができている場所によって、適切な照射する方向や線量、照射回数などを決めます。いくら大きいとはいえ、必要以上に線量を上げて照射することはできません。

サイバーナイフなど放射線治療を受けるかどうかは、患者さん自身の判断に委ねることになります。患者さんの状態に応じた適切な治療法は何か、担当医と十分に相談して決めるのが賢明です。

サイバーナイフによる治療の大きな特徴には、機能を温存するということがあります。

たとえば頭頸部のがんの場合、外科的手術をすることで、食べ物を咀嚼しづらくなったり、うまくしゃべれなくなったりすることがあります。また、耳などのがんの場合、外科治療によって耳や目、顎を取り除いてしまいますと、外見が変型してしまい、人前には出られないなど日常生活に支障をきたすおそれも出てきます。

このような部位のがんに対しては、ピンポイントで病変を照射できるサイバーナイフによる治療をすると、局所的にダメージを与えることができますので、他の部位を損なうということはありません。

●QOLの維持を実現する治療法

このように「切らずに治療する」ことができれば、患者さんのQOL（クオリティ オブ ライフ）を維持することも可能になります。身体的機能をできるだけ損なわず、ピンポイントで病変を治療する、といった選択肢は、これまでの日常生活を維持するという意味においても必要になってくるのではないでしょうか。

もちろん、病巣によっては、放射線治療ではなく、化学療法や外科的手術による治療が適当な場合もあります。この場合、放射線治療を併用するという方法もあります。また、症状の進みかたによっては、現在の状態を緩和するために放射線治療を選択する場合もあるでしょう。

このように放射線治療は、状況に応じて柔軟に対応可能な治療法ともいえます。今後は、担当専門医や放射線専門医、放射線診断専門医、看護師など、チームによる医療体制によって対応することが、患者さんに対して求められているといえます。

サイバーナイフ全世界治療実績

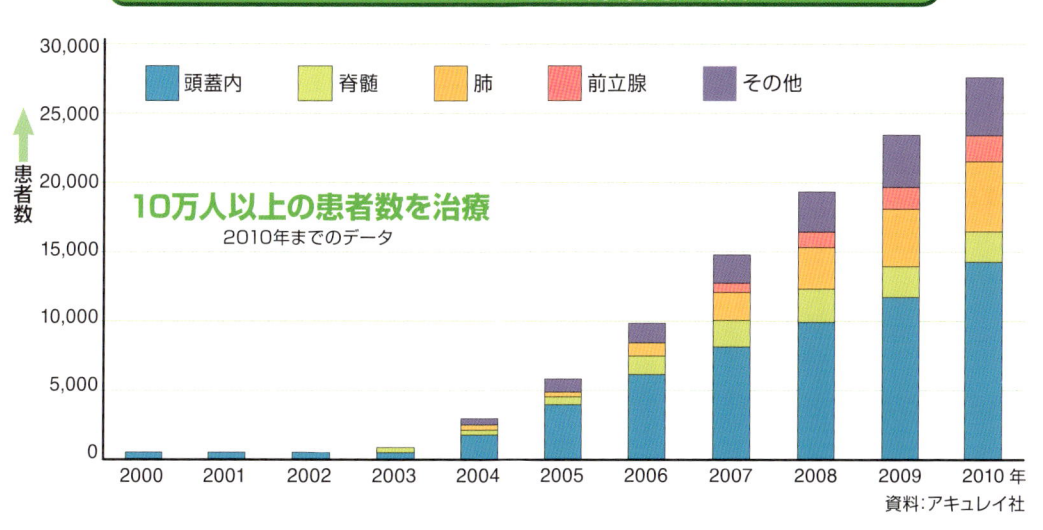

凡例: 頭蓋内 / 脊髄 / 肺 / 前立腺 / その他

10万人以上の患者数を治療
2010年までのデータ

縦軸:患者数(0〜30,000)
横軸:2000〜2010年

資料:アキュレイ社

サイバーナイフ・システム導入台数

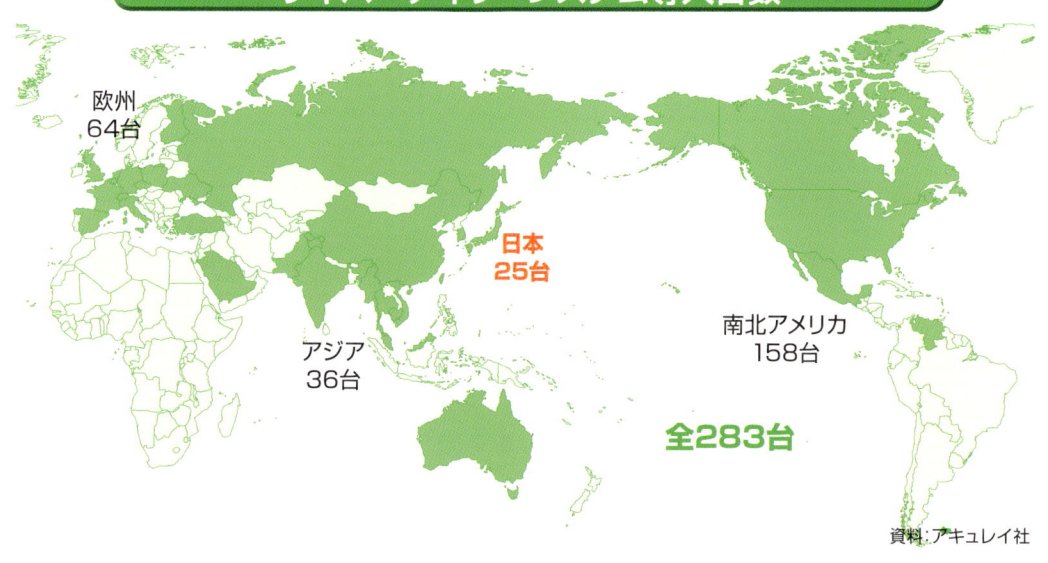

- 欧州 64台
- 日本 25台
- アジア 36台
- 南北アメリカ 158台

全283台

資料:アキュレイ社

チームで患者さんをサポート

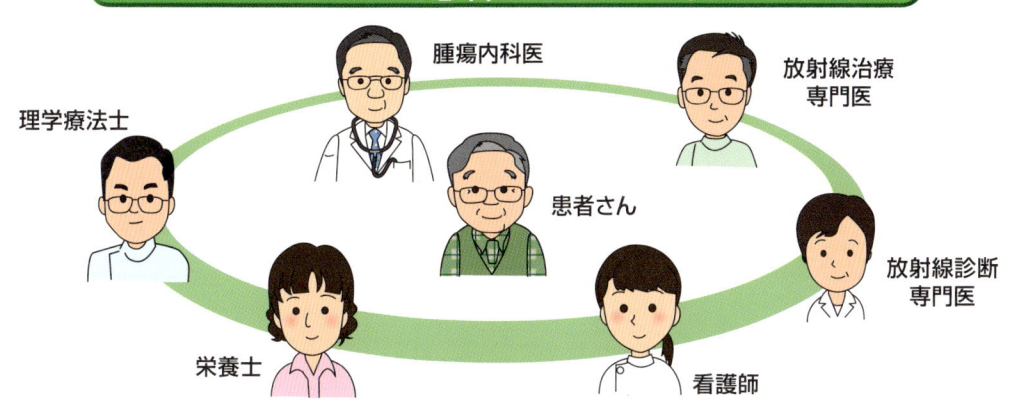

- 理学療法士
- 腫瘍内科医
- 放射線治療専門医
- 患者さん
- 栄養士
- 看護師
- 放射線診断専門医

第3章 ▶ 患者の負担を軽減する治療法「サイバーナイフ」

サイバーナイフにミサイル技術が応用されている!?

　当初、サイバーナイフは頭頸部の治療に用いられていましたが、のちに体幹部といわれる頭頸部以外の部位についても治療が可能になりました。

　しかし、いくつかの大きな問題もありました。それは、頭頸部の場合、頭などを固定すれば治療は容易でしたが、肺や肝臓といった臓器はそうはいかないということです。というのも、人間は常に呼吸をしていますが、呼吸をすることで部位が動いてしまい、正確に放射線を照射するのが難しいからです。

　これを解決したのが、追尾システムの応用です。正式には「動体追尾技術」と呼ばれています。これは、軍需用のミサイルで採用されているターゲットを追尾するシステムを応用した技術です。

　サイバーナイフ治療は、治療をする前にＰＥＴＣＴなどで検査したデータをもとに、治療計画を立て、治療システムにデータを打ち込みます。このデータと、実際に治療中に患者さんの位置や部位の測定をライブ映像で測定した数値との補正をしながら、スムーズにサイバーナイフ治療ができるのです。

サイバーナイフ開発までの経緯

　サイバーナイフの開発者、スタンフォード大学脳神経外科教授のジョン・アドラー氏は、1970年代ハーバード大学に在籍していた20代の頃に粒子線治療に触れ、80年代にはガンマナイフを開発した、スウェーデンのカロリンスカ大学に留学して見聞を深めました。その後、92年にサイバーナイフ開発のためにアキュレイ社を創設、2年後の94年にサイバーナイフが開発されました。アドラー教授の20年間の功績は、スタンフォード大学の下記サイトでも紹介されています。
https://scopeblog.stanford.edu/2014/10/09/stanford-celebrates-20th-anniversary-of-the-cyberknife/

ジョン・アドラー氏連絡先
Dorothy & TK Chan Professor
Stanford University
Editor-in-Chief Cureus.com
1 (650)723-6093

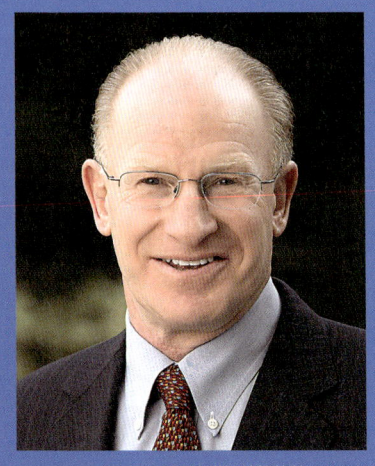

スタンフォード大学脳神経外科
ジョン・アドラー教授

第4章

サイバーナイフの治療例

❶頭頸部がん
❷歯科口腔外科
❸甲状腺がん
❹肺がん
❺乳がん
❻肝細胞がん
❼腹部
❽骨盤
❾脊椎転移
❿頭蓋内病変

2年5ヵ月の治療症例数と
治療部位について

　これまで、サイバーナイフを用いていろいろな病変に対して工夫を凝らし、関係する専門医の意見を仰ぎながら定位放射線治療を実施してきました。

　この章では、代表的な治療例について、具体的に画像を用いてご紹介します。

　症例としては、頭頸部がん、歯科口腔外科領域の口腔がん、甲状腺がん、原発性肺がんと転移性肺がん、および、肺がんより派生する縦隔リンパ節転移、骨転移、胸膜転移、副腎転移など、乳がんとその胸骨転移や腋窩リンパ節転移、肝細胞がんと肝門部のリンパ節転移や骨転移、腹部の消化器がんや腎がんの種々の大動脈周囲リンパ節転移、婦人科の子宮がん、卵巣がんの骨盤内再発や腸骨周囲リンパ節転移など骨盤内病変、脊椎転移、頭蓋内の原発性脳腫瘍や転移性脳腫瘍、脳動静脈奇形、眼窩内腫瘍などです。

　いろいろな症例に遭遇する毎日ですが、現在の施設における最近2年5ヵ月での治療例を表にしたものが図表1になります。

　最も多く治療したのは、全身の各種がんよりのリンパ節転移（748例）や疼痛を伴う骨転移（719例）でした。これはサイバーナイフの治療の特徴をよく示していて、全身のがん全体と戦うのではなく、ある限られた局所の腫瘍の制御（コントロール）を行う治療であることを示しています。

　頭蓋内の脳、髄膜、脳神経の717例を合わせると全体（2,924例）の75％に相応し、まさにサイバーナイフ治療の本質が腫瘍の局所コントロールであることを示しているかと思います。

　これに続いて肺、気管、縦隔の腫瘍(248例)、頭頸部の腫瘍（168例）、肝臓・胆臓・膵臓の腫瘍（68例）が多いことがわかります。サイバーナイフの治療は 病変の種類、大きさ、部位、症状によって大線量一回照射、もしくは数回～数十回の分割照射で行います。

　分割照射数は治療例のそれぞれの治療計画でいろいろ指定されます。これを勘案すると、この2年5ヵ月でのべ2,924の治療計画を実行するために、11,480回患者さんが治療を受けたことになります（図表2）。

● 図表1　治療症例数

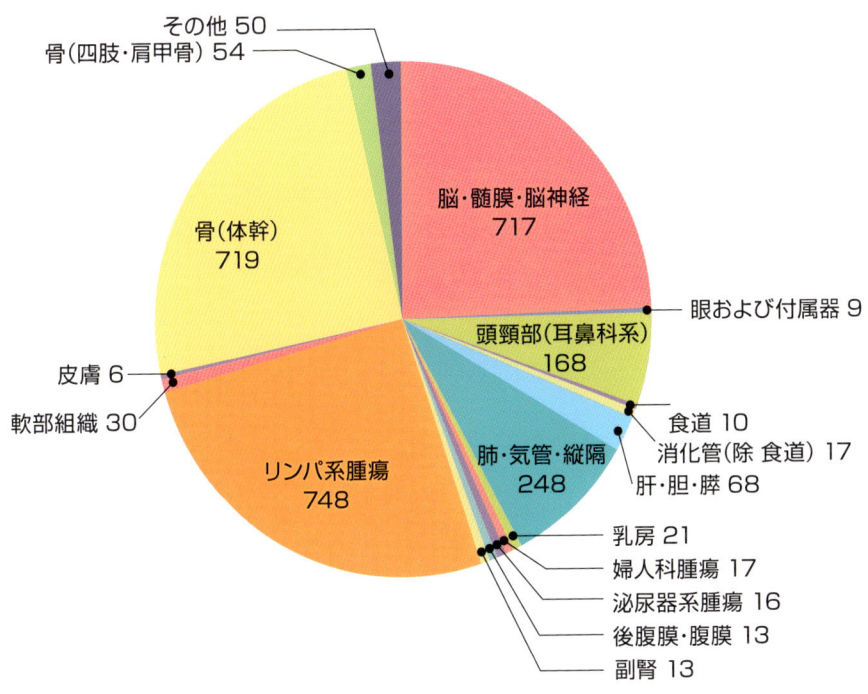

- 脳・髄膜・脳神経　717
- 眼および付属器　9
- 頭頸部(耳鼻科系)　168
- 食道　10
- 消化管(除 食道)　17
- 肝・胆・膵　68
- 肺・気管・縦隔　248
- 乳房　21
- 婦人科腫瘍　17
- 泌尿器系腫瘍　16
- 後腹膜・腹膜　13
- 副腎　13
- リンパ系腫瘍　748
- 軟部組織　30
- 皮膚　6
- 骨(体幹)　719
- 骨(四肢・肩甲骨)　54
- その他　50

資料：新百合ケ丘総合病院放射線治療科サイバーナイフ診療部

● 図表2　照射部位別集計　2012年8月1日〜2014年12月26日

	症例数	総件数(分割照射数)		
		入院	外来	合計
脳・髄膜・脳神経	717	1,172	526	1,698
眼および付属器	9	32	10	42
頭頸部(耳鼻科系)	168	826	281	1,107
食道	10	91	35	126
消化管(除 食道)	17	68	89	157
肝・胆・膵	68	299	215	514
肺・気管・縦隔	248	751	725	1,476
乳房	21	50	93	143
婦人科腫瘍	17	61	63	124
泌尿器系腫瘍	16	58	105	163
後腹膜・腹膜	13	44	22	66
副腎	13	16	46	62
リンパ系腫瘍	748	1,581	1,458	3,039
軟部組織	30	45	72	117
皮膚	6	7	28	35
骨(体幹)	719	1,340	881	2,221
骨(四肢・肩甲骨)	54	77	44	121
その他	50	148	121	269
	2,924	6,666	4,814	11,480

資料：新百合ケ丘総合病院放射線治療科サイバーナイフ診療部

第4章　サイバーナイフの治療例

頭頸部がん

1 骨肉腫（外耳道・頸静脈孔）　20代女性

【症状と経緯】　2年前の7月頃、右耳の後ろに痛みを感じはじめ、10月になると痛みに加えて右耳が聞こえにくくなってきました。近くの大学病院の耳鼻咽喉科を受診し、次第に症状が悪化するので詳しい検査を受けたところ、耳の中に腫瘍があると指摘されました。

年が明けた2月、腫瘍の一部を採って組織検査を受けましたが悪性ではないという検査結果が出ました。しかし、3月に同じ検査を受けると、今度は悪性腫瘍、骨肉腫と診断されました。そこで治療のために4月、がん専門病院への紹介を受けて受診となりました。

がん専門病院での治療開始前のPETCT（図1）では、丸印のように右外耳道・頸静脈孔の部位に腫瘍がありました。しかし、手術は困難で、抗がん剤による化学療法を実施することになり、4月、5月、6月と3回の入退院を繰り返して化学療法が実施されました。その効果で腫瘍が縮小したのに伴い、次の治療として定位放射線治療を受けに、紹介状を持って来院されました。

【治療とその後】　7月に入院され、治療は8回に分けてサイバーナイフ定位放射線治療を実施。図2は治療の画像を示します。

赤の線で囲まれた部位が正確な放射線照射の標的になった部位で、腫瘍の体積は約13ccでした。治療の副作用も特にみられず、退院後は再びがん専門病院へ戻り2回の化学療法が追加されました。

治療後2年を超えた最近のPETCT（図3）では、腫瘍の再発がないことが確認されます。現在、ご本人は元どおりの日常生活に復しています。

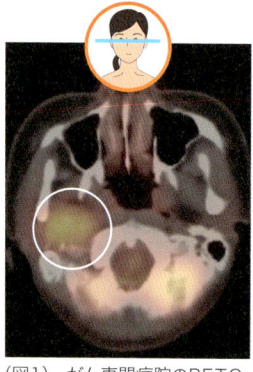

（図1）がん専門病院のPETCT。右の外耳道、頸静脈孔の部位に腫瘍がみられる（丸印）

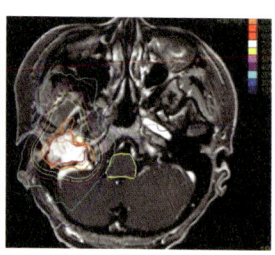

（図2a）サイバーナイフ治療計画図。赤い線で囲まれた腫瘍の部位を標的に細い放射線を正確に照射する（耳と鼻のレベルの横断面）

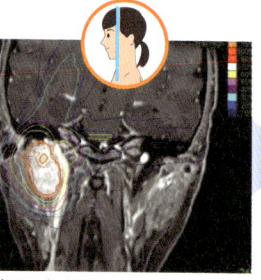

（図2b）顔面を正面より前後方向でみた画像で、赤線で囲まれた部位が腫瘍になり、その部位に放射線を照射。腫瘍のすぐ内側に内頸動脈という脳へ血液を送る大事な血管がみえる。（丸印）この血管への影響も細心の注意が払われる

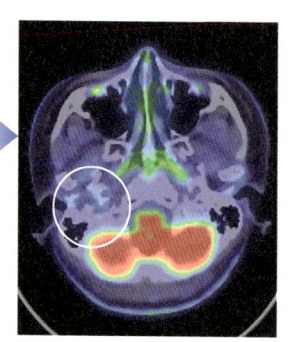

（図3）治療後2年後のPETCT。治療前にみられた腫瘍はみられない（丸印）

58

2 外耳道がん

60代男性

【症状と経緯】 6年ほど前より左外耳の痛み、かゆみ、耳垂れがあり、近くの耳鼻科によく通院していました。今春から左外耳の肉芽（腫瘍）が大きくなっているので、大学病院の耳鼻科を紹介され、診察したところ外耳道に出血しやすい腫瘍があり、組織検査で扁平上皮がんと診断されました。

ＰＥＴＣＴ（図１）では遠隔の転移やリンパ節転移はなく、大学病院ではこの部の周辺の骨（側頭骨）を含めた摘出手術と術後の放射線治療の方針をすすめられました。治療法についてご本人、家人と話し合いの結果、定位放射線治療を受けるため、当該大学病院の紹介により来院されました。

【治療とその後】 治療前の診察で外耳道に出血しやすい腫瘍がみられました（図２）。

サイバーナイフによる定位放射線治療は３日間の通院で実施しました。赤の線で囲まれた部位が正確な放射線照射の標的の部位（図３）で、腫瘍の体積は約１ｃｃ。特に副作用もなく、４ヵ月後にはＰＥＴＣＴ（図４）のほか、耳鼻科の診察（図５）により腫瘍がみあたらないことが確認されました。

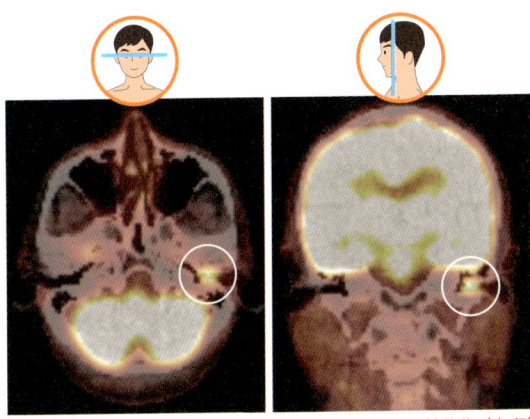

（図１）大学病院でのPETCT。耳のレベルでの横断面と前後像（丸印）で左の外耳道に腫瘍がみられる

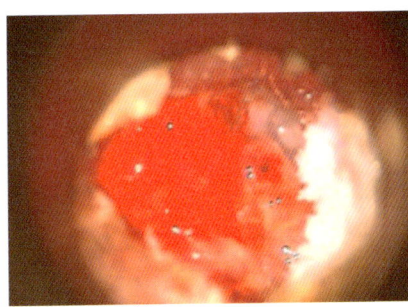

（図２）治療前の耳鼻科医の診察で真っ赤な腫瘍が外耳道にみられた

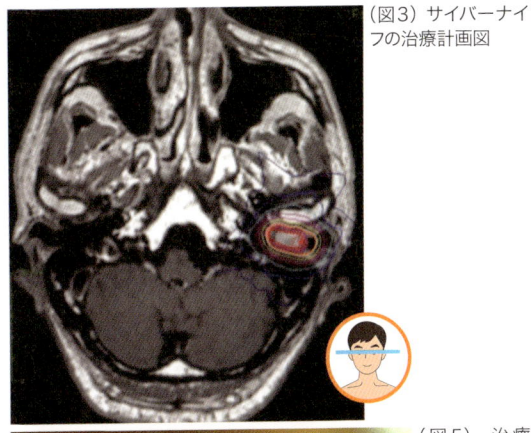

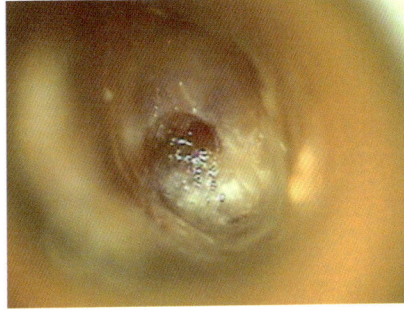

（図３）サイバーナイフの治療計画図

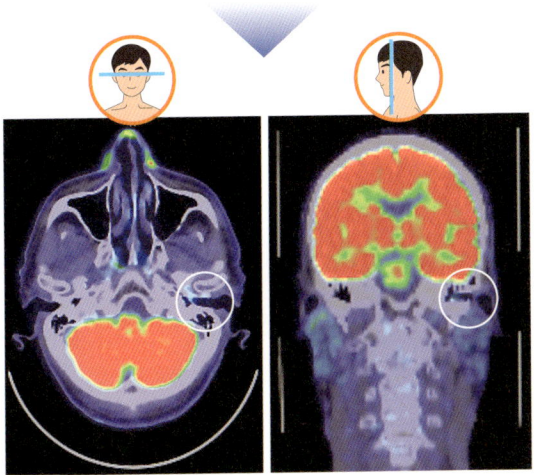

（図４）治療５ヶ月後のPETCT。横断像と前後像で治療前にみられた腫瘍がみられない（丸印）

（図５）治療後、最近の耳鼻科医に診察で、治療前の腫瘍はみられず、奥の鼓膜が綺麗にみえる

第４章 ▶ サイバーナイフの治療例　59

③ 喉頭がん（扁平上皮がん：大）　50代女性

【症状と経緯】　11年前より左耳下腺部に腫瘤があり、10年前に大学病院で、9年前に耳鼻科専門病院で良性腫瘍といわれました。ここ1〜2ヵ月前より飲食がしづらい、咳込みやすい、嗄声などを感じると訴えて、当耳鼻科を初診されました。その段階では左頸部腫瘤が明らかで、さらに局所の診察では喉頭声門部に大きな腫瘍を認め（図1）、組織検査を行った結果、扁平上皮がんと診断されました。

【治療とその後】　ＰＥＴＣＴで、喉頭より下咽頭に及ぶ大きな腫瘍と、左頸部に4ｃｍの頸部リンパ節転移を認めました（図2）。

診断確定後、原発の大きな喉頭がんに対しては8日間／8回に分けたサイバーナイフ定位放射線治療を行いました。その後、内服と注射による化学療法を経て、大きな頸部リンパ節転移に対しては両側頸部リンパ節廓清手術を実施しました。経過観察を定期的に続けて　最近の局所所見（図3）、ＰＥＴＣＴ（図4）ともに腫瘍はみられず良好な経過を示しています。

（図1）　耳鼻科医の喉頭の診察像。大きな腫瘍で　喉頭が充満されている（丸印）

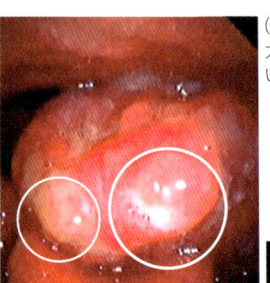

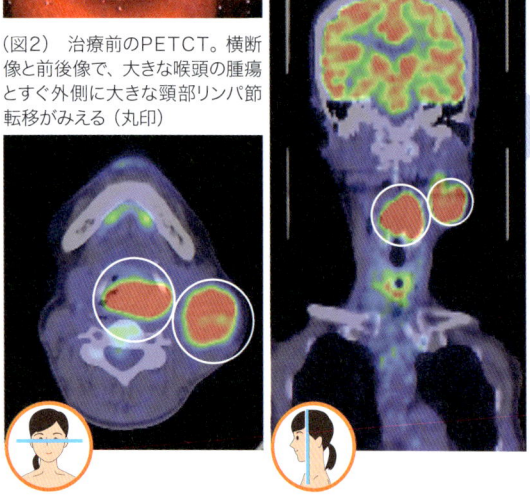

（図2）　治療前のＰＥＴＣＴ。横断像と前後像で、大きな喉頭の腫瘍とすぐ外側に大きな頸部リンパ節転移がみえる（丸印）

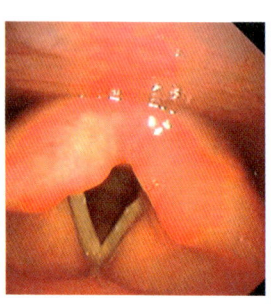

（図3）　診察で喉頭に異常はなく、腫瘍はみられない

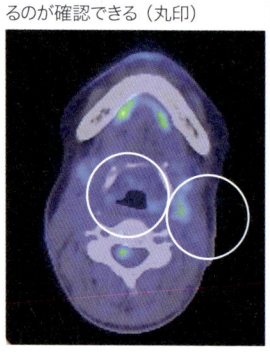

（図4）　治療2年後のＰＥＴＣＴ。横断像と前後像で治療前にみられた腫瘍とリンパ節転移が改善しているのが確認できる（丸印）

④ 喉頭声門がん（高齢者）　70代男性

【症状と経過】　以前より嗄声について気になっていたそうです。近くの総合病院の耳鼻科を受診したところ、喉頭がんを疑われて大学病院を紹介されました。治療として約2ヵ月の分割放射線治療をすすめられました。

【治療とその後】　改めて耳鼻科にて局所診察と組織検査により、声門下がん（扁平上皮がん）と診断されました。ＰＥＴＣＴで評価し、5日間／5回分割のサイバーナイフ治療を短期入院で実施しました。その後の外来経過観察では、副作用を認めず、腫瘍はみあたらず、嗄声は改善しています。

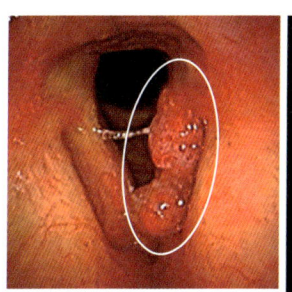

（図1）治療前の診察で声門下がんと診断された（丸印）

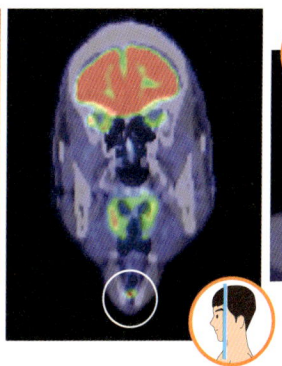

（図2）治療前PETCT横断像と前後像で腫瘍の部位と拡がりを確認

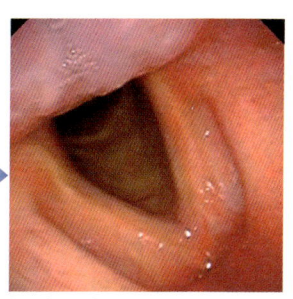

（図3）治療後の定期的な診察で腫瘍の改善を確認した

5 悪性グロムス腫瘍　　60代男性

【症状と経過】　数年前より右頸部の腫瘤を自覚していて、5年前に近医より大学病院を紹介されました。そこでグロムス腫瘍と診断され、手術が検討されましたが　頸部腫瘤以外に症状のないこと、ゆっくりとした増大の傾向だったので、経過観察となっていました。ところが2年前より咳が出るようになり、肺にも多発する腫瘍がみられるようになったので　気管支鏡で組織検査を行ったところ、悪性グロムス腫瘍の肺転移という診断となりました。

　肺多発転移があるので、頸部グロムス腫瘍は次第に増大して咽頭の麻痺症候が出ていても、手術の適応とはなりませんでした。

【治療とその後】　2週間の入院で10回分割によるサイバーナイフ定位放射線治療が実施されました。サイバーナイフ治療計画の図を示すと図2のようになります。

　頸部前後像で右頸部の赤い線で囲まれた部がグロムス腫瘍で、これを標的に正確に放射線が照射されてから10ヵ月後の追跡検査で確認したところ、頸部腫瘍は縮小傾向が認められました（図3）。

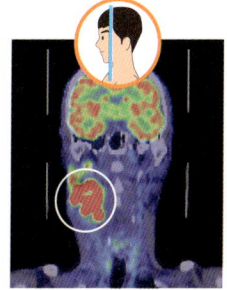

（図1）治療前のPETCT前後像と横断像で右頸部の大きなグロムス腫瘍がみられる（丸印）

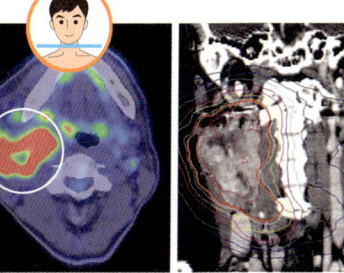

（図2）サイバーナイフの治療計画図

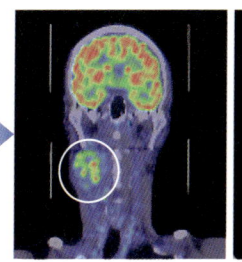

（図3）治療後のPETCT。治療前の大きな右頸部腫瘍は縮小傾向を認めている

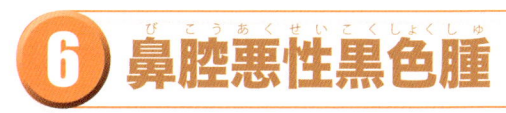

6 鼻腔悪性黒色腫　　70代男性

【症状と経過】　半年ほど前より左鼻に詰まる感じがあり、左鼻からの出血が時々ありました。鼻出血の頻度が多くなり近くの耳鼻科を受診したところ、左鼻腔に腫瘍があることから、がん専門の病院を紹介されました。

　がん専門病院の診察、CTとMRの画像検査、組織検査の結果、鼻腔悪性黒色腫という診断がなされたものの、手術は困難ということから、放射線治療あるいは重粒子線治療をすすめられました。結局、がん専門病院の紹介状を持参し相談のため来院されました。

【治療とその後】　来院されたときの診察で、鼻腔

第4章▶サイバーナイフの治療例　　61

に黒々とした腫瘍がみられます。

耳鼻科医による鼻腔の診察所見は、黒い腫瘍で悪性黒色の典型的像を示しました（図1）。

そこで3日間／3回分割のサイバーナイフ治療が通院で実施されました（図3）。

治療後、化学療法の専門医を紹介し治療を依頼しました。その後1年を経過し、診察、ＰＥＴＣＴで治療部位と他の全身を確認したところ、悪性黒色腫の再発はみられませんでした。

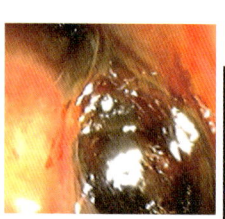

（図1）治療前の鼻腔内

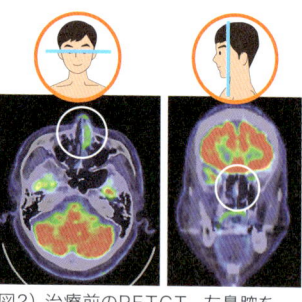

（図2）治療前のPETCT。左鼻腔を充満する腫瘍がみられる（丸印）

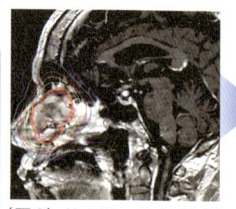

（図3）サイバーナイフ治療画像。赤線で囲まれた腫瘍部位に正確な放射線照射が3日間／3回行われた

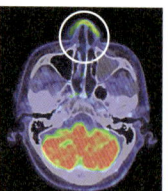

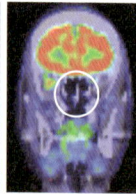

（図4）治療後1年後のPETCT 左鼻腔を充満していた腫瘍はみられない また全身の転移も認めていない

7 咽頭喉頭がん（大）　50代男性

【症状と経過】 以前より嗄声を自覚していましたが、1〜2ヵ月前より悪化してきたので 近隣の耳鼻科医院を受診し、市民病院を経て大学病院に受診されました。大きな進行した咽頭喉頭がんという診断で広範囲のがん摘出手術がすすめられましたが、本人および家人が紹介状を持って来院されました。

【治療とその後】 治療前の診察とＰＥＴＣＴでは、大きな咽頭喉頭がんと頸部リンパ節転移がみられました（図1、2）。

サイバーナイフ治療に先立ち、耳鼻科で気管切開が行われ、原発の大きな咽頭喉頭がんについて10日間／10回分割のサイバーナイフ治療が行われました（図3）。

この治療後、化学療法が行われ、明らかになった頸部リンパ節転移についても、6ヵ月後サイバーナイフの治療が追加されました。治療後1年を経過した現在、厳重に経過観察を続けていますが、腫瘍の再発はみられていません。

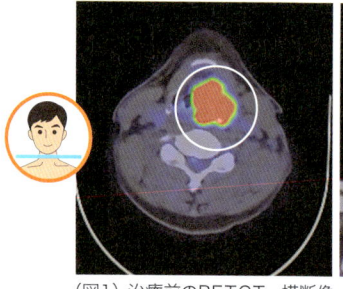

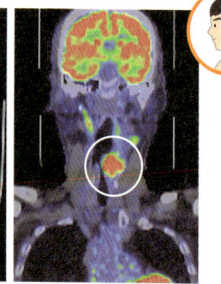

（図1）治療前のPETCT。横断像（左）前後像（右）大きな咽頭喉頭がんがみられる

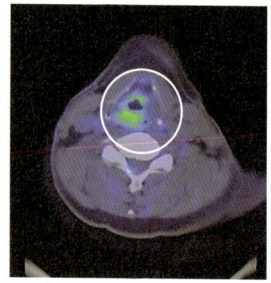

（図4）治療後のPETCT

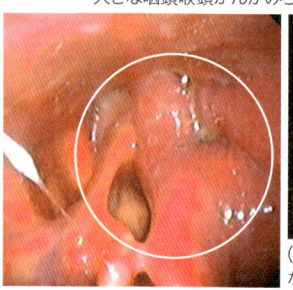

（図2）治療前の診察、咽頭喉頭の大きな腫瘍がみられる

（図3）サイバーナイフの治療計画図

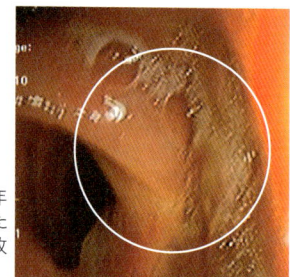

（図5）治療後1年を超えて診察したところ、腫瘍は改善している

62

8 上顎がん（扁平上皮がん） 70代男性

【症状と経過】 しばらく前から鼻閉を訴えて来院していました。耳鼻科の診察で、左鼻腔にポリープの多発を認めました。その後、ＣＴ検査・組織検査を加えたところ、上顎がんと診断されました。

【治療とその後】 入院にて10回分割のサイバーナイフ治療が実行されました。治療後、口内炎を伴いましたが、約２ヵ月で軽快しました。年齢を考慮し化学療法は控えめに行った後、退院されました。外来で観察を続けていますが、１年後のＰＥＴＣＴで上顎がんの再発はみられません。

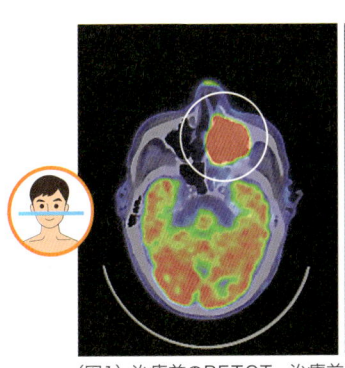

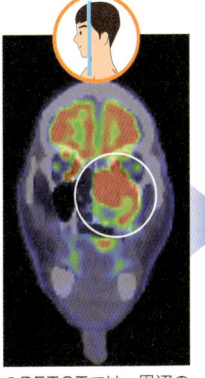

（図1）治療前のPETCT。治療前のPETCTでは、周辺の上咽頭、眼窩、篩骨洞にも進展していると指摘

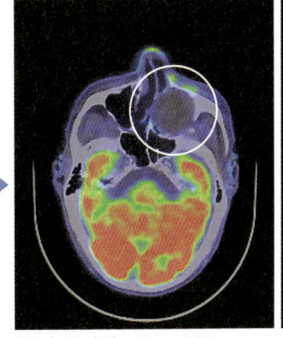

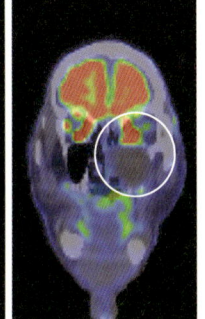

（図2）治療後のPETCT

9 頸部食道がん 70代女性

【症状と経過】 10ヵ月ほど前より飲み込みにくく、つかえることは自覚していました。大学病院の消化器病センターを受診して、内視鏡検査を受けたところ、大きな頸部食道がんがみつかりました。

【治療とその後】 治療前のいくつかの検査を済ませ、12回分割のサイバーナイフ治療を実施しました。化学療法は希望されなかったので控えて、外来で経過観察をしています。１年が経過したところで、小さな肺転移について同じくサイバーナイフ治療を追加しました。治療後の内視鏡やＰＥＴＣＴでは食道がんの再発はみられません。現在は自宅で元気に日常生活を送っています。

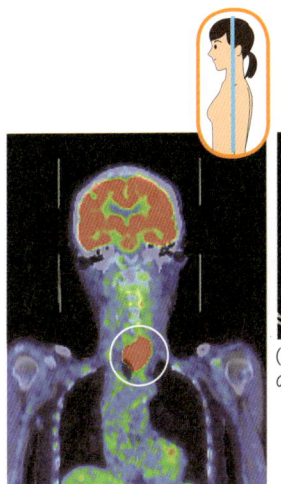

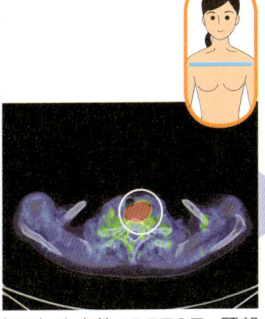

（図1）治療前のPETCT。頸部の食道に大きながんを確認できる

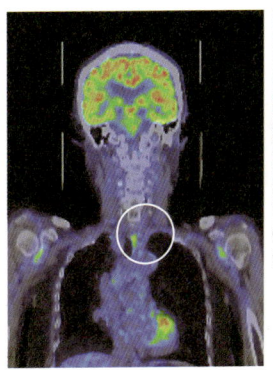

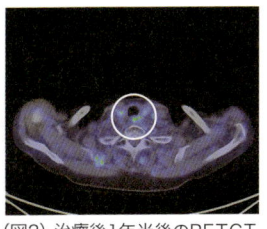

（図2）治療後1年半後のPETCT 頸部食道がんの再発を認めない

第4章 ▶ サイバーナイフの治療例

⑩ 篩骨洞がん　70代男性

【症状と経緯】　白内障などを疑われて眼科で検査を受けました。その4ヵ月前には右眼視力を失明していました。大学病院で篩骨洞がんの診断を受けて、がん専門病院で化学放射線治療をすすめられましたが、紹介状を持って来院されました。

【治療とその後】　残された左眼の視力を温存するように、左眼や左視神経の周辺腫瘍だけを5日間／5分割でサイバーナイフ治療を実施。その後、残りの大きな篩骨洞がんの全体を標的に、同じく定位放射線治療を15回分割で実施しました。そして、化学療法を精力的に加えて治療した結果、3ヵ月後には腫瘍の消褪と左視力の温存を確認しました。

なお、この時点で大きな肝転移を新たに発見したことから、治療を専門医へ依頼し、転院となりました。

（図1）治療前のPETCT

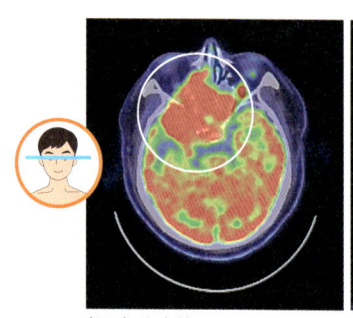

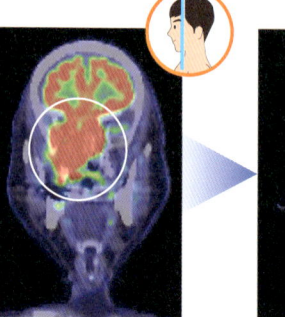

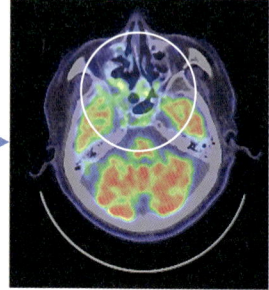

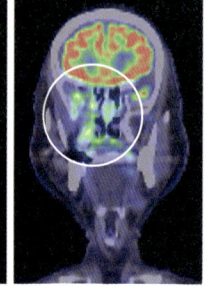

（図2）治療3ヵ月後のPETCT。治療した篩骨洞がんの改善を確認した

⑪ 上咽頭がん（頭蓋底転移）　50代男性

【症状と経緯】　2月頃より左視力低下、左上顎の痛み、両側の下顎部の腫脹と痛みを自覚していましたが、病院には受診せずに過ごしていました。5月になると職場を休みがちになり、お姉さんが当患者さんの自宅に訪問すると衰弱状態だったため、同日、総合病院を受診しました。

MRで検査したところ、上咽頭、鼻腔、眼窩、上顎洞、頭蓋内に大きく拡がる腫瘍があり、脳浮腫を伴っていたので（図1）、同院の脳神経外科に入院しました。入院時、意識は混濁し、食事や歩行もできませんでしたが、輸液などの治療で回復しました。そこで、副鼻腔、上咽頭原発の頭蓋底悪性腫瘍の診断となり、大学の頭頸部外科へと転院されました。

大学病院での組織検査では扁平上皮がんと診断されましたが、手術治療は困難で化学療法でも治すことは不可能と判断されたことから、積極的な治療を施さず緩和医療をすすめられ、故郷での療

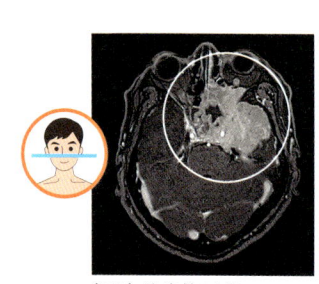

（図1）治療前のMR

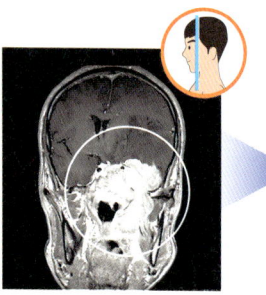

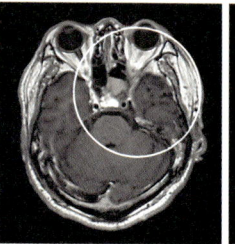

（図2）治療後のMR

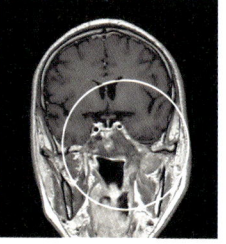

64

養生活を望むに至りました。

【治療とその後】　その後、当院へ来院され、治療のための検査を済ませたのち、治療を実施することになりました。12回に分けたサイバーナイフ治療と頸部のリンパ節転移への同治療を実施し、化学療法を追加しました。

治療から1年2ヵ月後、当患者さんは前職に復職し、外来で経過観察中です。今のところ、画像、診察所見では腫瘍の再発はみられません。

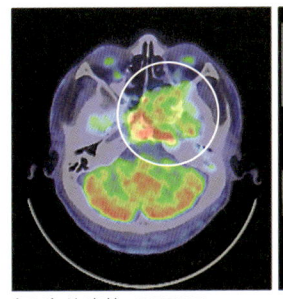

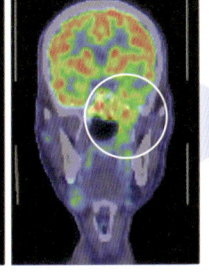

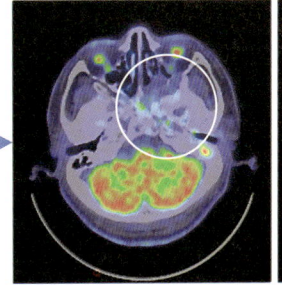

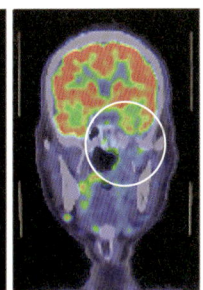

（図3）治療前のPETCT　　　（図4）治療後のPETCT

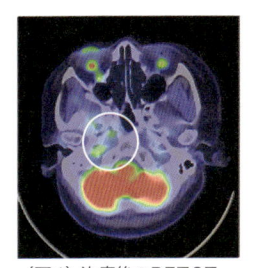

12 腺様嚢胞がん（上咽頭）　60代女性

【症状と経緯】　頭痛、咽頭痛を訴えて総合病院耳鼻咽喉科に受診したところ、上咽頭の腺様嚢胞がんと診断されました。約3ヵ月の標準的な化学放射線治療をすすめられました。その後　紹介状を持って来院されました。

【治療とその後】　治療前にMR、PETCTで治療部位を正確に確定し、5日間／5分割でサイバーナイフの治療を行いました。その後、紹介元の遠隔地の総合病院へ資料を添えて治療の報告をして、経過観察をお願いしたのと並行し、当院でも年に2回程度、画像検査や診察で経過を追っています。治療から2年6ヵ月が経過し、PETCT、MRなどで確認をしたところ、腫瘍はみられません。なお、経過観察については引続き定期的に続ける予定です。

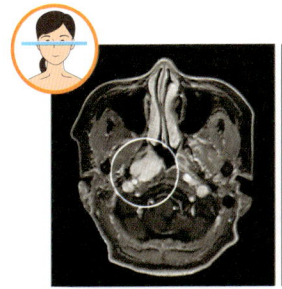

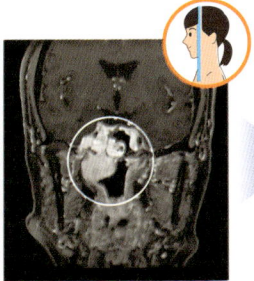

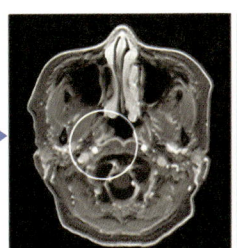

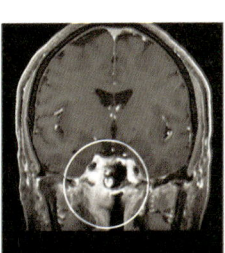

（図3）治療後のMR

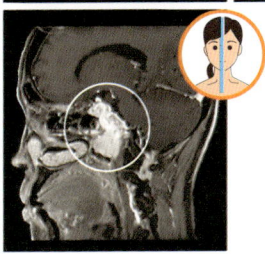

（図1）治療前のMRの横断、前後、側面像をみる

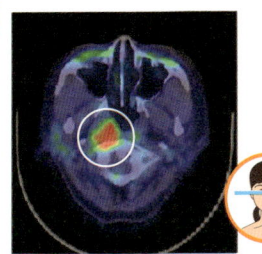

（図2）治療前のPETCT

（図4）治療後のPETCT

第4章　サイバーナイフの治療例　65

2 歯科口腔外科

1 舌がん

60代女性

【症状と経緯】　2年前に左下顎臼歯が部分的に欠けたので、セラミックに代える治療を行ったが、そのとき、歯科医に舌左辺縁部の白板症ではないかとの指摘を受けていました。

生検をすすめられたものの、1週間ほど話しにくくなるといわれてそのままに放置していました。3ヵ月前頃から、その舌左辺縁の腫瘤が大きくなって、ついにはそれが潰瘍のように掘れこんでしまいました。

それから、歯科大学病院の口腔外科、大学病院の耳鼻科等を受診し、手術あるいは動注化学放射線治療をすすめられました。その後、当院へ来院され、耳鼻科の診察と生検、画像検査で舌がん扁平上皮がんと診断されました。

【治療とその後】　まず、PETCTで大きな左舌辺縁の舌がんが示されました。治療法は、治療後の機能的欠損症状などを考慮し、また本人の強い希望もあって、サイバーナイフの治療を計10回／10分割で行いました。治療後の経過観察と化学療法も併せて　耳鼻科にて実施されました。その3ヵ月後、左頸部リンパ節転移についても確認し、同様に放射線治療を追加実施しました。

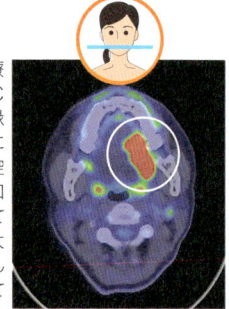

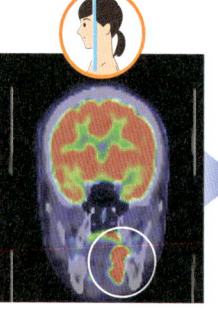

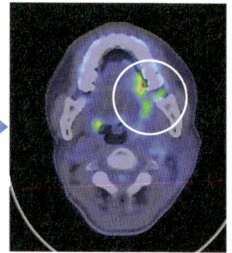

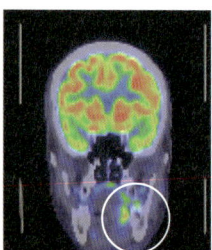

(図1) 治療前のPETCT。左舌縁に下顎骨に沿って口腔底から硬口蓋にかけて連続する大きな舌がんが示されている

(図3) 治療後6ヵ月のPETCTで舌がんの改善が確認できる

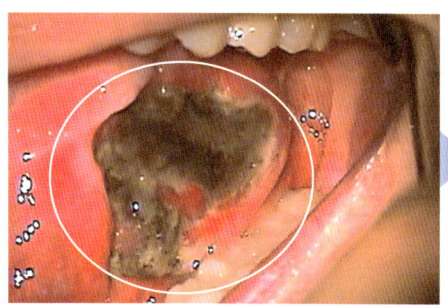

(図2) 治療前口腔内所見。左舌縁に潰瘍を形成する舌がんがみられる

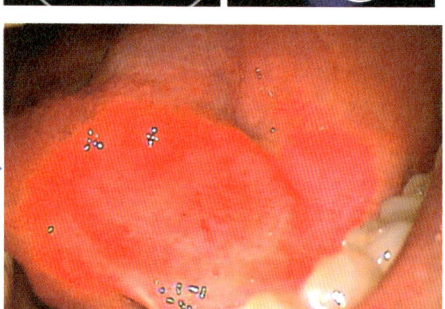

(図4) 治療後6ヵ月の口腔内所見。治療前の潰瘍を形成していた舌がんはみられなくなっている

2 口底(こうてい)がん　　60代男性

【症状と経緯】 6ヵ月前より歯肉の腫れや違和感がありました。5ヵ月前に下顎歯の自然脱落があったものの疼痛がないため、そのまま放置していました。その後、当患者さんは慢性腎不全のため透析治療を行っていた内科病院の紹介で、大学病院の口腔外科を受診しました。

口腔外科の診察によると、左右両側に及ぶ歯肉、口底部に大きな腫瘍がみられ、表面はごつごつとして真ん中に潰瘍ができていました。出血や疼痛はなかったようです。

生検で扁平上皮がんと診断され、手術治療を考慮しましたが、全摘出が極めて困難なこと、手術後の機能障害が大きいことが予想されたことから、本人や家人も手術治療を希望しませんでした。

【治療とその後】 腫瘍体積は約100ccと大変大きかったことから、治療は慎重に行われ、12日間／12分割の治療を実施しました。治療後、紹介された大学で経過観察され、化学療法は控えられました。

1年2ヵ月後、当患者さんが再来し、PETCTで追跡評価しました。治療後の局所に腫瘍の残存も考えられるPETCTによる所見があるため（丸印）、局所の診察を入念に行いましたが、この所見は下顎骨の局所の壊死、炎症所見を反映しているもので、がんは認められないと判断しました。

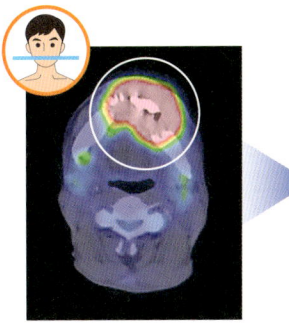

（図1）治療前のPETCT 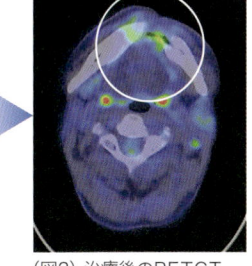　　（図2）治療後のPETCT

3 上顎歯肉(じょうがくしにく)がん　　60代女性

【症状と経緯】 昨年2月、近くの歯科医院で上顎右側の歯を2本抜歯し、その部がうまく治癒しないので、5月に総合病院の歯科口腔外科を受診しました。その部の生検で、扁平上皮がんと診断されて大学病院を紹介されました。大学で検査したところ、上顎右側臼歯部歯肉に3.5×1.5cmの痛みや出血のない扁平上皮がんを確認しました。

【治療とその後】 その後、治療のため当院に来院し、サイバーナイフの6回分割治療が行われました。腫瘍は約20ccの大きさでした。治療は1週間の入院で行われ、治療後は自宅に戻られ、大学病院で月1回の追跡の診察が行われました。6ヵ月後にPETCTでがんの改善が確認されています。

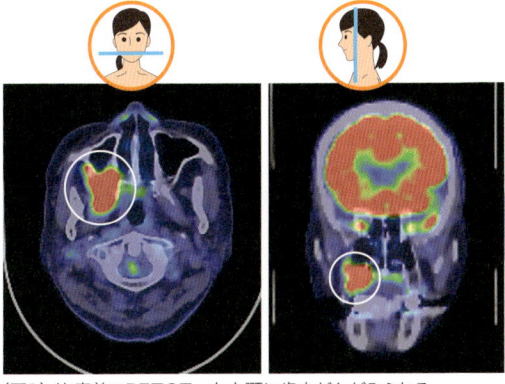

（図1）治療前のPETCT。右上顎に歯肉がんがみられる 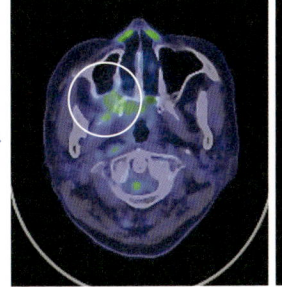　　（図2）治療後のPETCT。治療部のがんは改善している

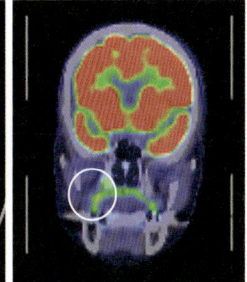

3 甲状腺がん

1 甲状腺乳頭がん　60代女性

【症状と経緯】　10年前に甲状腺乳頭がんという診断を受け、甲状腺全摘手術、両側頸部リンパ節廓清術が最初に行われました。その後、脳転移については手術とガンマナイフ、気管～食道周囲の転移については手術、アイソトープの放射線治療、サイバーナイフの治療が繰り返し実施されてきました。

【治療とその後】　今回は右鎖骨上のリンパ節転移について、サイバーナイフ定位放射線治療が行われました。3ヵ月後の経過観察では、この部分の腫瘍は消褪したことが確認されました。

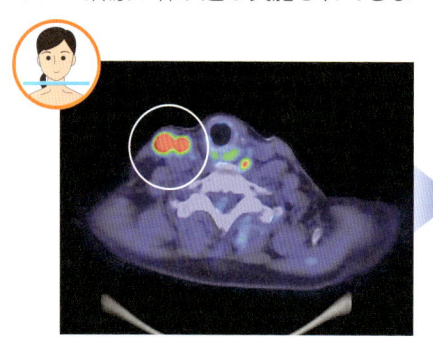

（図1）治療前のPETCT　　（図2）治療後のPETCT

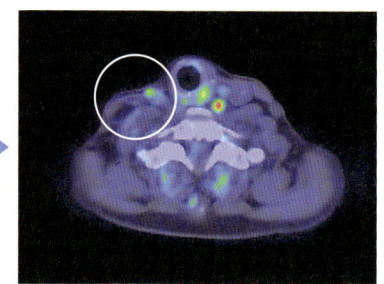

2 甲状腺乳頭がん　80代女性

【症状と経緯】　5年前に甲状腺の専門病院で甲状腺乳頭がんの診断を受け、甲状腺右葉の切除手術と右頸部リンパ節転移の手術を最初に受けました。その後3回にわたって同院で頸部リンパ節転移の切除手術を受けました。

今回、右頸部から鎖骨上部にかけて腫瘍が次第に大きくなってきたので、手術の代わりに定位放射線治療は可能かどうかを相談に来院されました。

【治療とその後】　ＰＥＴＣＴなどの画像での診断を済ませ、年齢や治療後の機能保持を十分に考慮したうえで、大きな鎖骨上の腫瘍について10回分割、頸部リンパ節転移について5回分割で、それぞれにサイバーナイフ治療を行いました。

それぞれの腫瘍は115cc、16ccの体積でした。その後、定期的な外来通院で経過観察を実施し、治療後1年1ヵ月後にＰＥＴＣＴで評価しました。その結果、腫瘍は縮小をみせており、頸部鎖骨上に盛り上がっていた腫瘍も縮小をみせていました。

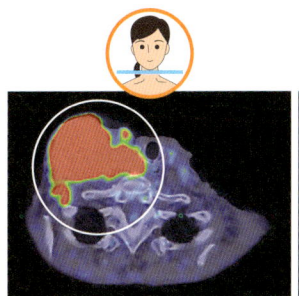

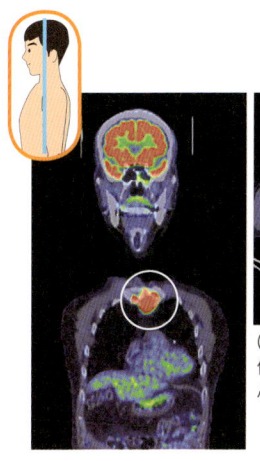

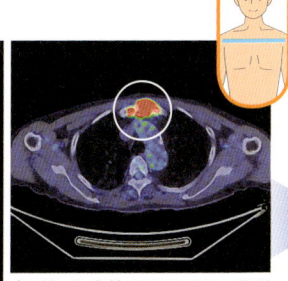

(図1）治療前のPETCT。横断像と前後像で、右鎖骨上下に及ぶ大きな腫瘍がみえる

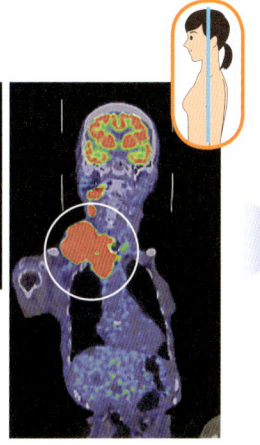

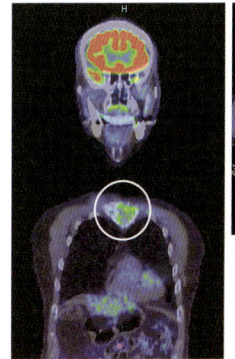

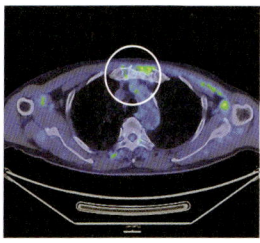

(図2）治療後のPETCT。治療前の大きな腫瘍は縮小著しく、いくらかの残存部位がみえる

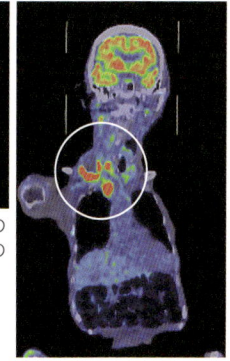

3 甲状腺濾胞がん（胸骨転移）

70代男性

【症状と経緯】　5年前に甲状腺濾胞がんの腰椎転移、縦隔リンパ節転移を指摘され、甲状腺専門病院で甲状腺全摘手術を受け、引き続き大学病院で腰椎転移について手術治療を受けました。その後、アイソトープによる放射線治療を2回受けつつ経過観察となっていました。

今回、がんの胸骨部への大きな転移と腰椎転移手術部の再発について、現在までの治療に代えて、サイバーナイフ治療が可能かどうかを相談に来院されました。

【治療とその後】　治療前のPETCTでは、胸骨、腰椎にそれぞれ大きな転移腫瘍が確認されました。サイバーナイフの治療は胸骨部の転移について10回分割、腰椎転移については5回分割で実行しました。

大学病院での治療1年間、定期経過観察後、1年後に再来院されました。PETCTで検査すると、腫瘍が縮小していることが確認されました。

(図1）治療前のPETCT。横断像と前後像で、右鎖骨上下に及ぶ大きな腫瘍がみえる

(図2）治療後のPETCT

4 肺がん

1 肺扁平上皮がん　80代男性

【症状と経緯】　心筋梗塞で大学病院の循環器内科に通院していたところ、胸部レントゲン写真で異常陰影を指摘され、呼吸器内科で精密検査を受けたのち、右肺上葉原発扁平上皮がんの診断を受けました。大学病院とがんセンターでは根治的な放射線治療は難しく、治療としては抗がん剤の化学治療もしくは緩和的な治療をすすめられました。そこで、今後の治療について、家人とともに相談のため来院されました。

【治療とその後】　ＰＥＴＣＴでよく検討し、本人および家人ともよく話をしてから、サイバーナイフの治療を12回分割で実施しました。その後は経過観察を続けています。なお、7ヵ月後と1年2ヵ月後に、頸部リンパ節転移や縦隔リンパ節転移について同治療を追加しています。

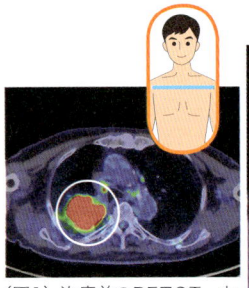

（図1）治療前のPETCT。大きな右上葉の扁平上皮がんがみられる

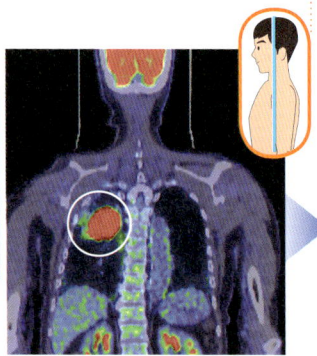

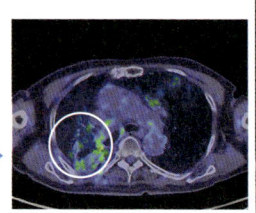

（図2）治療後のPETCT。治療1年2ヵ月後の検査で腫瘍は消退を確認した

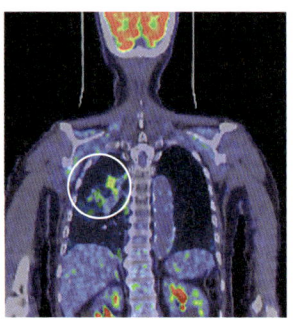

2 肺扁平上皮がん（縦隔リンパ節転移）　70代男性

【症状と経緯】　7ヵ月前に地元の総合病院で扁平上皮がんについて右肺下葉切除とリンパ節郭清の手術を受け、その後、抗がん剤化学療法を4ヵ月間続けていました。しかし採血検査で腫瘍マーカーが上昇し、気管分岐部リンパ節転移、肝転移を指摘されました。化学療法の継続をすすめられたことから　局所の治療ができないかということで、相談のため来院されました。

【治療とその後】　ＰＥＴＣＴで気管分岐部と右頸部リンパ節転移を確認し、この2ヵ所の病変についてサイバーナイフの治療を実施しました。気管分岐部の腫瘍体積は12ccで、治療は8回分割で行われ、頸部リンパ節の腫瘍体積は2ccで、2回分割の分割治療となりました。その後、化学療法と肝転移についてのラジオ波治療を専門医へ依頼しました。当院での治療後、1年6ヵ月が経過し、追跡のＰＥＴＣＴで確認したところ、腫瘍は改善していることがわかりました。

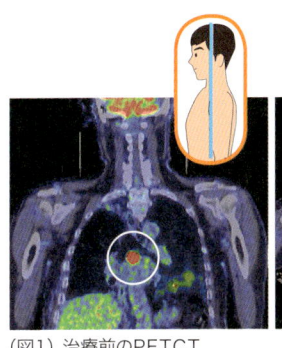

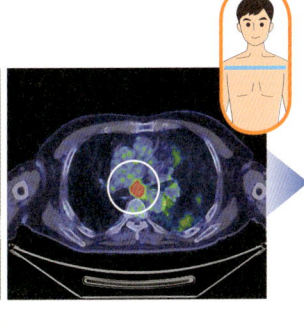

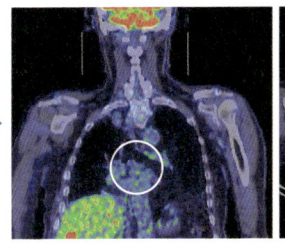

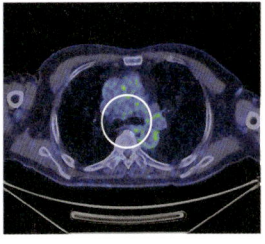

（図1）治療前のPETCT

（図2）治療後のPETCT

③ 肺腺がん（胸椎転移）　70代男性

【症状と経緯】　半年ほど前より背中に違和感があり、3ヵ月前より背中が疼痛になり、右大腿の痛みも出てきたので整形外科を受診しました。CT検査で脊椎転移を疑われたことから、総合病院を紹介されました。その後検査で、胸椎と腰椎に多発する脊椎転移があり、肺に腫瘍がみつかり、組織検査で肺腺がんと診断されました。多発脊椎転移に対して10回の通常分割放射線治療が行われました。2ヵ月後、後背中の痛みもあり、治療について相談に来院されました。

【治療とその後】　ＰＥＴＣＴで胸椎疼痛部の病変を確定し、サイバーナイフの治療を2ヵ所の胸椎の椎体と椎弓転移に対してそれぞれ3回、6回に分けて実施し、前医へ戻りました。その後、前の総合病院で肺腺がんについて分子標的薬内服治療が開始されました。4ヵ月後のＰＥＴＣＴで治療により奏功したことが確認できました。

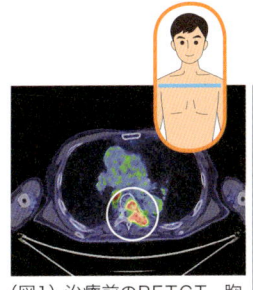

（図1）治療前のPETCT。胸椎の転移が確認できる

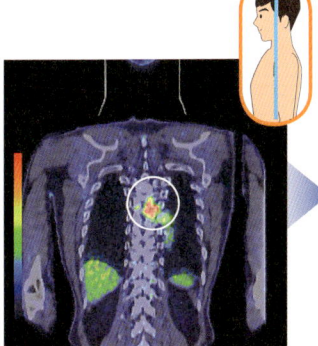

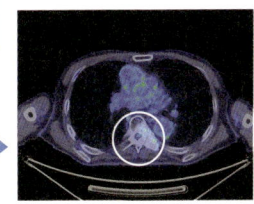

（図2）治療後のPETCT。治療が良く奏功し胸椎転移の消失が確認できる

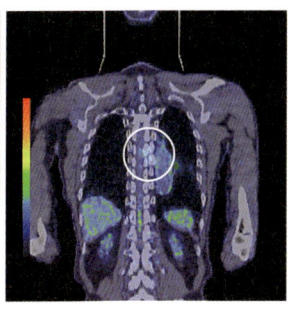

④ 肺腺がん（骨転移、腰椎転移）　60代女性

【症状と経緯】　4年前に咳が出たのを契機に、大学病院で診察を受けたところ肺がんが発見され、組織診断で肺腺がんと診断確定し、以後、化学療法を継続してきました。4年前に疼痛をきたす腰椎、腸骨転移に対して通常分割放射線治療が一度行われました。その後も化学療法を継続しましたが、数ヵ月前より再び腰痛、坐骨神経痛が悪化してきたため歩行が困難になり、治療の相談のため来院されました。

【治療とその後】　ＰＥＴＣＴで第5腰椎、仙骨、右腸骨に肺腺がんの骨転移が確認されました。これらの疼痛の原因となる骨転移について、約2週間の入院でサイバーナイフの治療を行いました。その後3ヵ月後の経過観察で、疼痛と歩行障害は緩和され、ＰＥＴＣＴで治療が奏功したことが確認されました。

第4章　サイバーナイフの治療例

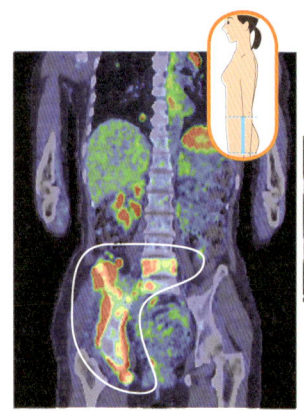

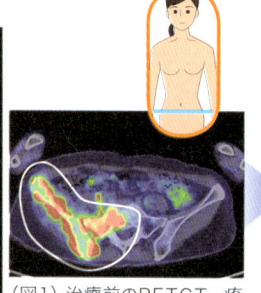

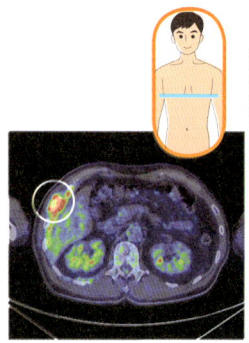

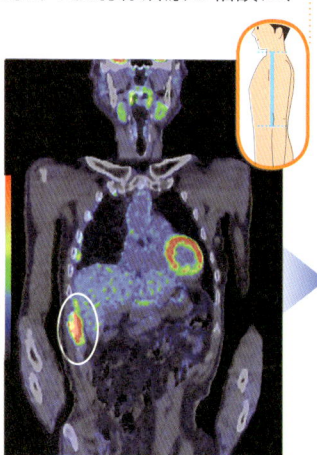

(図1) 治療前のPETCT。疼痛の原因として腰椎、仙椎、腸骨の骨転移が判明した

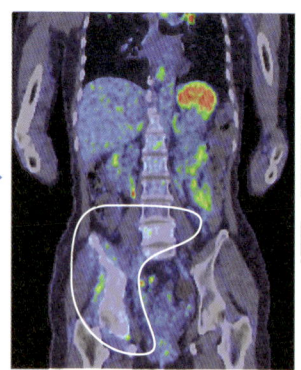

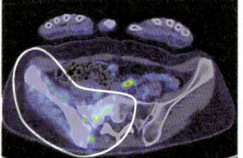

(図2) 治療後のPETCT。治療が良く奏功し、骨転移が消失していることが確認された

⑤ 胸腺がん（骨転移、腹膜転移） 60代男性

【症状と経緯】　8年前に県がんセンターで悪性縦隔腫瘍（胸腺がん）の手術と放射線治療を受けました。それから4年後に、胸膜播種が明らかになりましたが、抗がん剤の治療を希望せず、経過観察をしていました。ところが数ヵ月前より疼痛が強くなってきたので、局所の放射線治療の相談に、紹介状を持って来院されました。

【治療とその後】　PETCTで疼痛に一致して肋骨、腹膜転移播種を確認し、サイバーナイフの治療を加えました。標的の腫瘍体積は18ｃｃで、3回分割の治療となりました。その後、疼痛は軽快し、治療後1年1ヵ後のPETCTでは腫瘍はみられず、治療が奏功したことが確認できました。

(図1) 治療前のPETCT

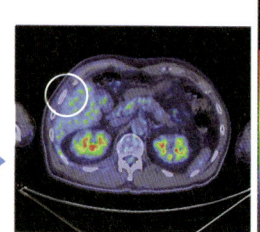

(図2) 治療後のPETCT。治療後1年1ヵ月のPETCTで腫瘍の改善が確認できる

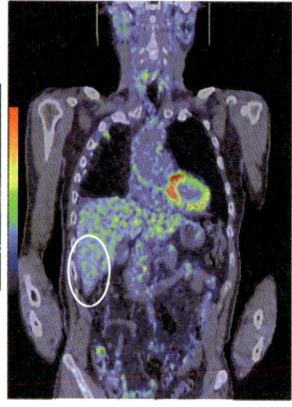

⑥ 中咽頭がん（肺転移） 60代男性

【症状と経緯】　6年ほど前に咽頭がんのため、大学病院の頭頸部外科で抗がん剤の選択的動脈注射を併用しながら60Ｇｙ（グレイ）の放射線治療を実施し、原発腫瘍は消失しました。しかし、その2年後に頸部リンパ節転移が再発し、頸部リンパ節廓清手術が行われました。その翌年に右肺転移が出現し、これを呼吸器外科で手術摘出しました。

今回、左上葉に肺転移が再発したことに伴い、手術に代えて治療を求めて紹介状を持って来院されました。

【治療とその後】　PETCTで転移性腫瘍を確認し、6回分割でサイバーナイフの治療を通院で実施しました。4ヵ月後のPETCTで確認すると、腫瘍がみられませんでした。

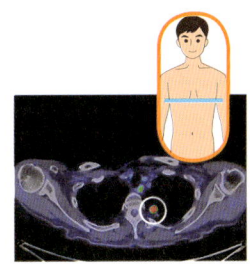

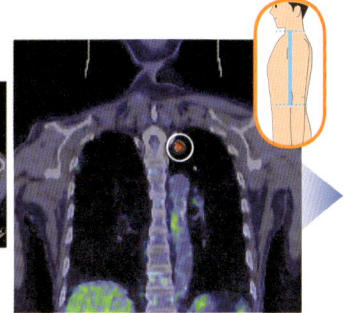

(図1) 治療前のPETCT 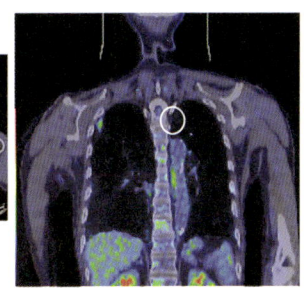　　　(図2) 治療後のPETCT

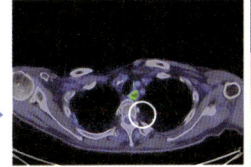

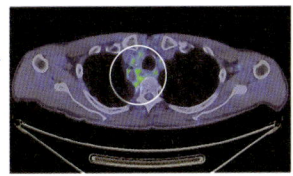

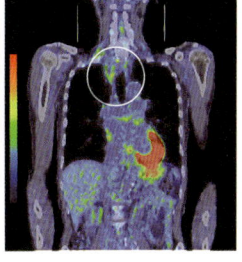

7 肺大細胞がん（右副腎転移）　70代男性

【症状と経緯】　4年前の6月に嗄声のため近くの耳鼻科を受診し、反回神経麻痺を指摘され大学病院を紹介されました。大学病院では左鎖骨上窩リンパ節腫大よりの生検の結果、肺大細胞がんの診断を受け、引続き右肺上葉と縦隔リンパ節転移に対して放射線治療と化学療法が行われました。
　2年前より右副腎転移など多発リンパ節転移が出現し、化学療法を繰り返すも腫瘍は増大を示すため、この腫瘍の制御のため紹介状を持って来院されました。

【治療とその後】　ＰＥＴＣＴで病状を確認して、5回分割でサイバーナイフの治療を通院で実施しました。腫瘍の体積は約30ccでした。治療から5ヵ月後のＰＥＴＣＴでは、腫瘍は確認できませんでした。

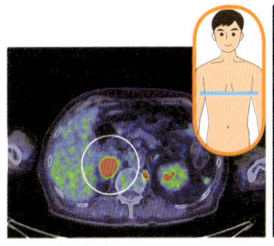

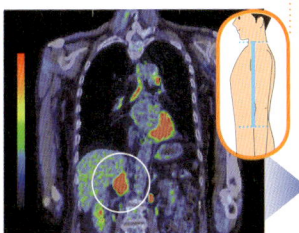

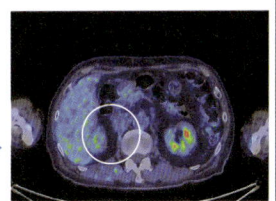

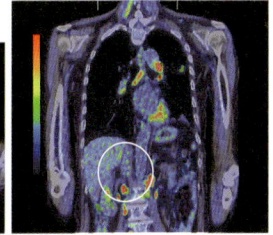

(図1) 治療前のPETCT　　　(図3) 治療後のPETCT

8 肺扁平上皮がん　70代男性

【症状と経緯】　微熱が続くので近医を受診したところ、肺ＣＴで右肺上葉に大きな腫瘍がみられたため、紹介されて総合病院を受診しました。ＰＥＴＣＴ、ＣＴガイド下肺生検にて、縦隔浸潤と胸膜播種を伴う5cm大の大きな肺扁平上皮がんと診断されました。抗がん剤の化学療法をすすめられましたが、本人や家人が化学療法による治療に納得せず、紹介状を持って来院されました。

【治療とその後】　呼吸器内科医と十分に話し合いを済ませて、56ccの原発扁平上皮がんに12回分割でサイバーナイフの治療を実施し、併せて右胸膜播種部位に2回分割の同治療を追加しました。経過観察で、1年4ヵ月後のＰＥＴＣＴで治療を行った腫瘍はよくコントロールされていることを確認しました。

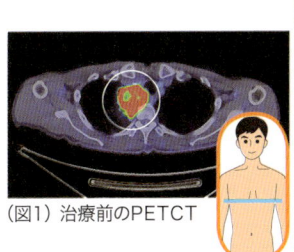

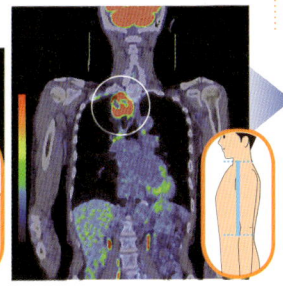

(図1) 治療前のPETCT　　　(図2) 治療後のPETCT

第4章 ▶ サイバーナイフの治療例　73

5 乳がん

1 乳がん（胸骨転移、骨盤転移） 60代女性

【症状と経緯】 15年前に右乳がんの手術治療を大学病院で受けたものの、ほどなく通院しなくなりました。2年前の11月頃より胸部中央に隆起してくる腫瘤を自覚し、年明け2月に久しぶりに同大学病院を受診しました。そこで、胸骨部に硬い隆起腫瘤があり、組織検査で15年前と同じ浸潤がんでホルモン陰性、ＨＥＲ２陰性を確認しました。

化学療法を開始し、腫瘍マーカーは低下したものの、腫瘍自体は増大傾向を示しました。本人の希望もあり紹介状を持って来院されました。

【治療とその後】 ＰＥＴＣＴなどで評価（図1）し、巨大な胸骨部腫瘍について12回分割でサイバーナイフの治療を実施しました。標的の腫瘍体積は約200ccでした。

治療後、大学病院へ戻り5ヵ月後のＰＥＴＣＴでは腫瘍の縮小を確認しました（図2）。しかし、今回も化学療法の継続を拒まれ、8ヵ月後には疼痛を訴えて左腸骨、骨盤への骨転移が確認（図3）され、これについて再度、6回分割のサイバーナイフ治療を行い、この部位もさらに6ヵ月後、腫瘍が縮小消失していることを確認（図4）し、再度、大学病院へ化学療法のために戻っています。

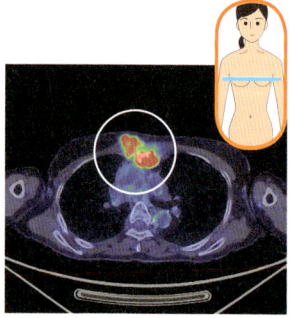

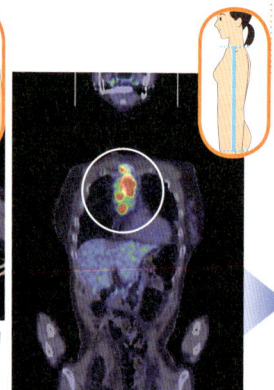

（図1）治療前のPETCT。巨大な胸骨部の腫瘍を認める

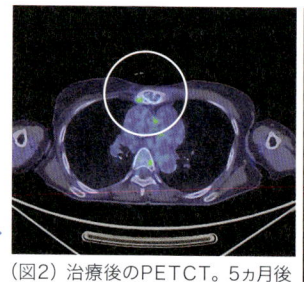

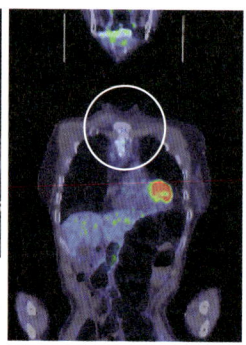

（図2）治療後のPETCT。5ヵ月後のPETCTで腫瘍の縮小傾向を確認した

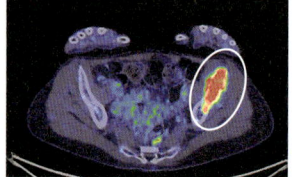

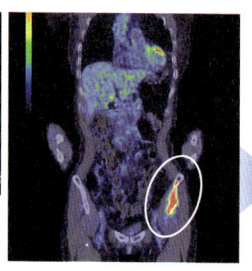

（図3）2回目治療前のPETCT。横断像と前後像、腸骨、骨盤の骨転移を認める

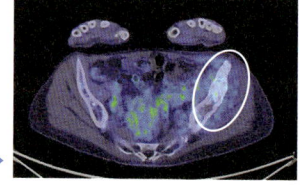

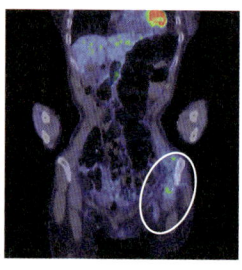

（図4）2回目治療後のPETCT。骨転移の縮小消失傾向を認める

② 乳がん（胸骨、腋窩リンパ節転移） 50代女性

【症状と経緯】　9年前に右乳がん摘出手術と腋窩リンパ節郭清術を受け、病理検査は充実腺管がんでホルモン(+)、ＨＥＲ２（２＋）でした。補助化学療法はその後、5年間行われました。2年前に胸骨の傍に隆起する腫瘍を自覚し、次第に増大。同部の組織検査は前回と同様で再発と診断され、再び化学療法を開始。しかし胸骨部、腋窩の腫瘍の増大傾向と疼痛が悪化してくるため、局所の治療のため紹介により来院されました。

【治療とその後】　ＰＥＴＣＴなどで病変を確認し、胸骨部腫瘍75ccを12回、腋窩リンパ節腫瘍23ccを3回の分割でサイバーナイフ治療を実施しました。その後、前医で化学療法を継続し、4ヵ月後にＰＥＴＣＴでそれぞれの腫瘍の縮小等を確認しました。

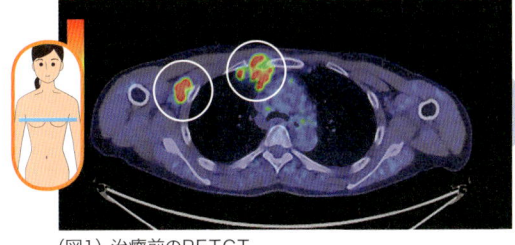

（図1）治療前のPETCT　　（図2）治療後のPETCT

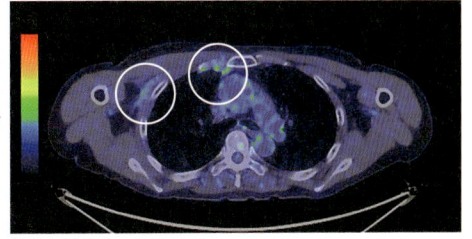

③ 乳がん 70代女性

【症状と経緯】　前年の夏頃より左乳腺腫瘤に気づいていたとのことです。年末に転倒して左大腿骨を骨折したので、1月に近くの総合病院へその手術のために入院。この入院中に左乳腺腫瘤について話をしたところ、組織検査をすすめられました。組織検査の結果は乳がんで、女性ホルモンとＨＥＲ２に反応をするタイプでした。乳腺外科で治療法についてよく話をして、家人に伴われて当院を紹介され来院されました。

【治療とその後】　脊髄小脳変性症が以前より指摘されており、体や頭部の振せん、震えがみられました。治療前にＰＥＴＣＴで評価（図1）し、比較的大きな左乳がんについて8回に分割してサイバーナイフの治療を行いました。乳がんの体積は60ccでした。その後、また紹介医のところに戻り、経過をみていましたが、1年が経過し、再度ＰＥＴＣＴで評価（図3）したところ、腫瘍はとくにみあたりませんでした。

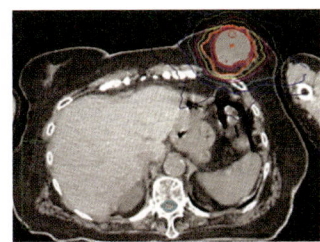

（図2）サイバーナイフ治療計画図。横断面と側面で赤い線で囲まれた標的の乳がんに、細い放射線がいくつもの方向から照射される

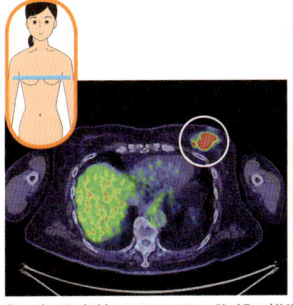

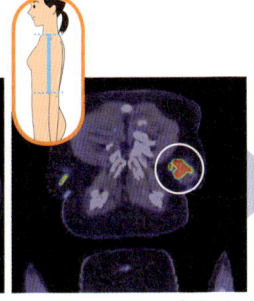

（図1）治療前のPETCT。胸部の横断像と前後像、大きな左乳がんがみられる

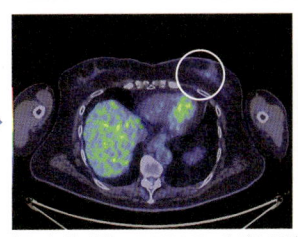

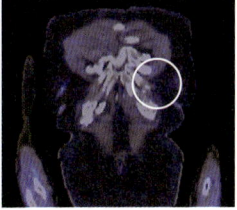

（図3）治療後のPETCT。乳がんは改善がみられる

第4章 ▶ サイバーナイフの治療例

4 乳がん（頭蓋底転移、頭蓋骨転移、脊椎転移、肝転移）

50代女性

【症状と経緯】　7年前に乳腺腫瘍について地方の病院より都内の大学病院を紹介され、摘出手術を行いました。その後、ホルモン剤を主体とした化学療法を受けていました。3年後に左腋窩に再発し、手術を受けたものの、4年後には疼痛を伴う胸椎、肋骨、腸骨などの多発骨転移を認め、通常分割放射線治療が行われました。

その後、化学療法をいくつも工夫しつつ継続するも、多発骨転移、腹部リンパ節転移など次々に出現。肺転移や肝転移も伴うようになり、緩和的な治療が提案されたので、来院されました。

【治療とその後】　来院時のPETCTで頭蓋骨、頭蓋底、胸椎、肺、肝、腰椎、腸骨、骨盤に多発転移が確認されました。頭蓋底転移により外転神経麻痺がみられ、物が二重に見える複視があり、日常生活は全身疼痛とともに困難を極めました。すぐに入院し、頭蓋底部の転移に7回分割のサイバーナイフの治療を加えました。

また、頭蓋骨転移の一部より腫瘍組織を採取し組織検査を行いました。組織検査からホルモンやHER2に反応しない、7年前の初回組織検査とはタイプが違う乳がんであることが判明。そこで、局所の定位放射線治療に先行して、治療経験の豊富な化学療法内科医へ化学療法を依頼しました。約3ヵ月の化学療法の後、PETCTで再び全身を検索すると、化学療法がよく効果を示し、腫瘍病変はほぼ全身より消失していることが確認されました。

(図1) 治療前のPETCT。横断像と前後像。頭蓋底、頭蓋骨の多発骨転移がみられる（丸印）

(図2) 治療前後のPETCT。横断像と前後像胸椎、肺、肝臓、腰椎、腸骨、骨盤の多発転移がみえる

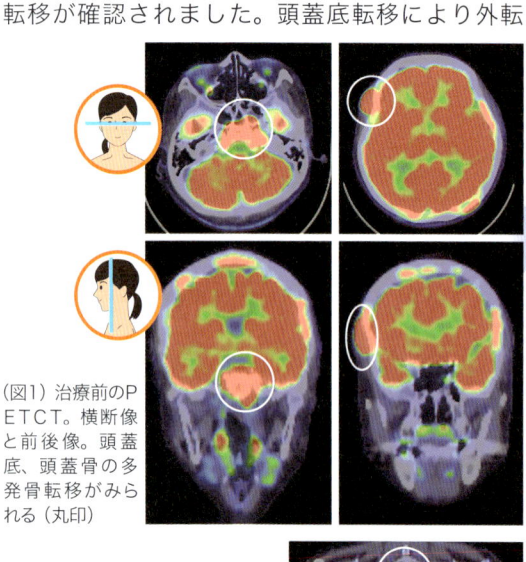

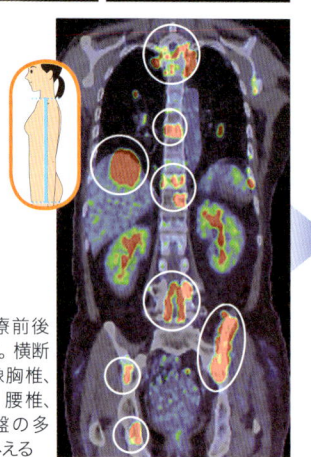

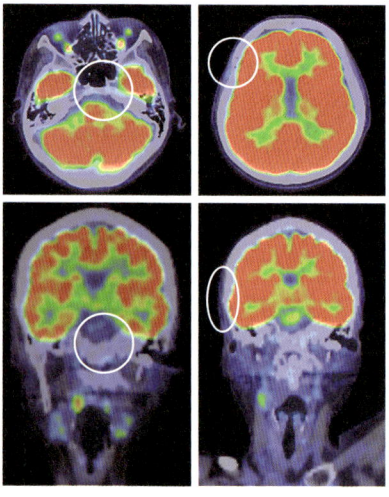

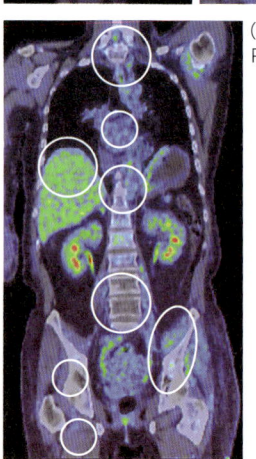

(図3) 治療後のPETCT

6 肝細胞がん

1 肝細胞がん（腹部リンパ節転移） 60代男性

【症状と経緯】　C型肝炎後の肝細胞がんが4年前に発見され、ラジオ波治療が行われました。しかし、その後6cmの大きさに増大したので、2年前に大学病院の著名な肝臓外科医によって手術が行われました。ところが、その後、肝外のリンパ節に腫瘍が転移し大きくなってきたのですが、本人は手術治療を繰り返すことを望みませんでした。そこで、重粒子治療施設への相談に行った後に来院されました。

【治療とその後】　治療に先立ちPETCTを含む画像検査を済ませて、18回分割のサイバーナイフの治療が通院で実施しました。治療後4ヵ月のPETCTでは、腫瘍の消失を確認しました。

治療後1年9ヵ月を過ぎて、内科医にて経過観察中ですが再発は認められていません。

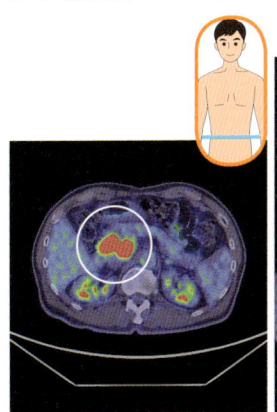

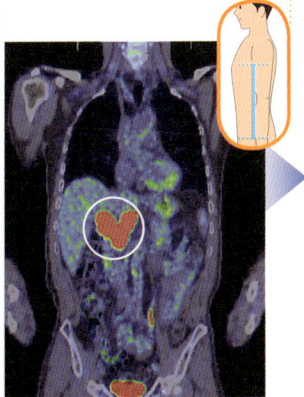

（図1）治療前のPETCT　　　（図2）治療後のPETCT

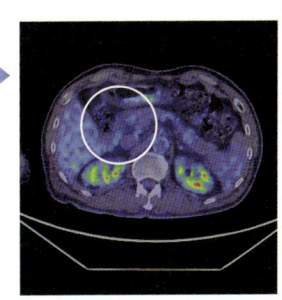

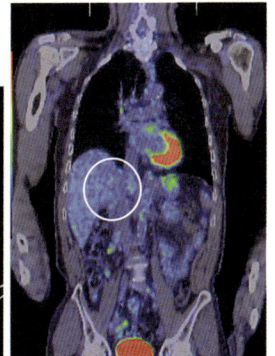

2 肝細胞がん（縦隔リンパ節転移） 70代男性

【症状と経緯】　10年前よりC型肝炎や肝細胞がんについて大学病院で主にラジオ波による治療を繰り返し行ってきましたが、4年目より肝外の腹部のリンパ節などの治療のため、紹介されて来院し、サイバーナイフの治療を行ってきました。

【治療とその後】　1年前に胸部の縦隔リンパ節に転移をきたし、再度紹介されて来院。PETCTなど画像検査での治療の準備を済ませて、7回分割でサイバーナイフの治療を実施しました。紹介元の経過観察のPETCTで、治療した縦隔のリンパ節転移は改善していることが確認されています。

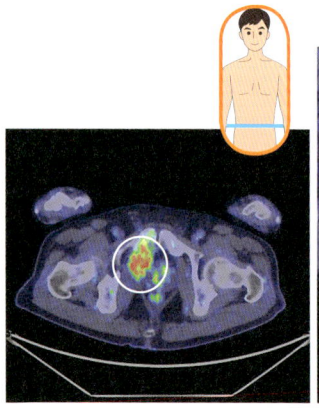

(図1) 治療前のPETCT

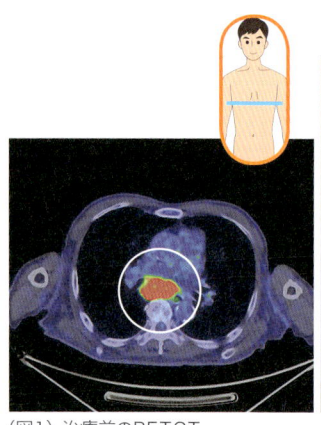

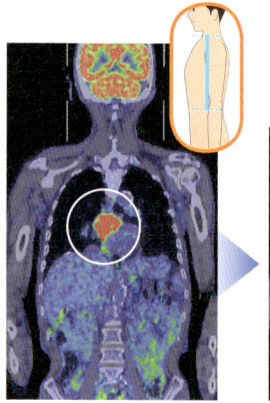

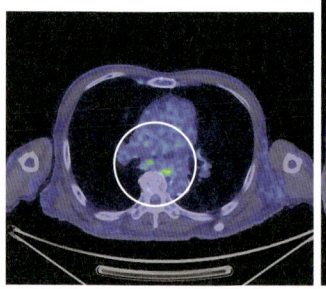

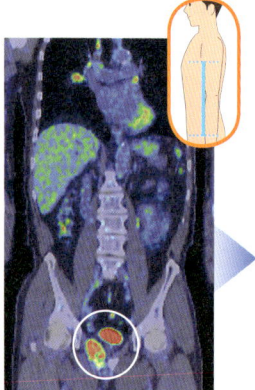

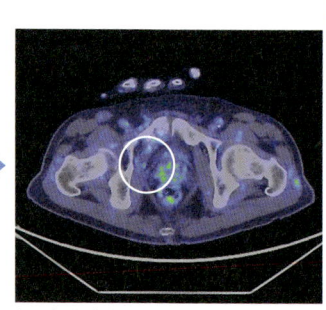

(図3) 治療後のPETCT

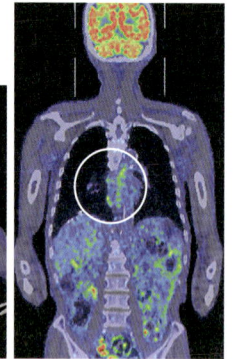

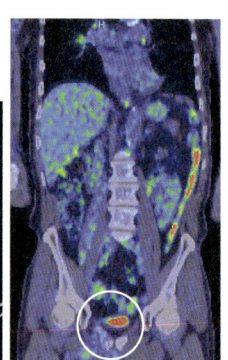

3 肝細胞がん（恥骨転移）

70代男性

【症状と経緯】 6年前に肝細胞がんの診断で、総合病院で手術摘出を受けました。その後、経過観察と免疫治療を行ってきましたが、2年前に肝細胞がんが2ヵ所再発し、このときはラジオ波治療を受けました。今回、疼痛を伴う恥骨への転移をきたしたことを踏まえ、紹介されて来院されました。

【治療とその後】 治療前のＰＥＴＣＴなど画像検査を済ませて、5回分割でサイバーナイフの治療を実施しました。治療は奏功し、ほどなく痛みは消失。7ヵ月後のＰＥＴＣＴで骨転移は改善していることが確認されました。

(図1) 治療前のPETCT

(図3) 治療後のPETCT

7 腹部

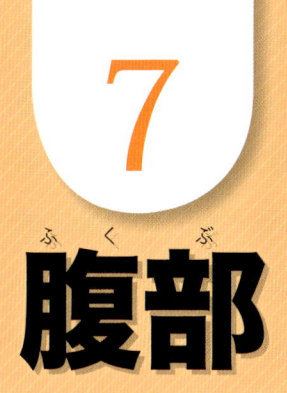

① 腎がん（副腎転移） 60代男性

【症状と経緯】　6年前に大学病院で左腎がんの診断を受けて、開腹手術により左腎摘出が行われました。その後、継続して化学療法を続けてきましたが、昨年、眩暈を契機に脳MR検査を受けたところ、脳転移が見つかり、これを定位放射線治療で治療しました。

今回は体幹部の定位放射線治療を目的に紹介されて来院されました。

【治療とその後】　治療用の画像検査を済ませて、7回分割でサイバーナイフの治療を実施しました。腫瘍の体積は90ccでした。4ヵ月後のＰＥＴＣＴで、腫瘍は縮小傾向が確認されました。

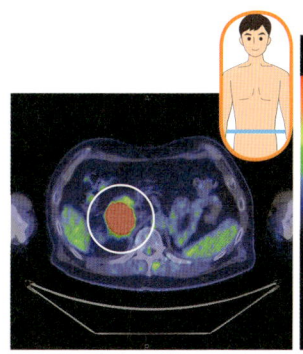

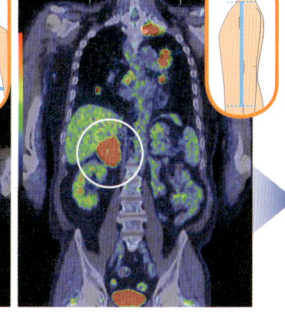

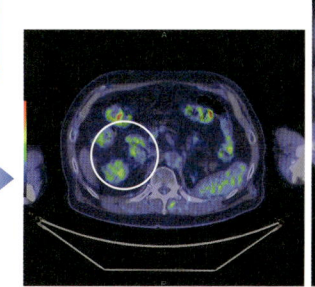

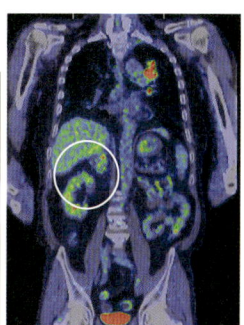

（図1）治療前のPETCT　　　（図2）治療後のPETCT

② 腎がん（下大静脈腫瘍塞栓） 80代男性

【症状と経緯】　2年前より下肢のむくみ、左側腹部にはりがあり、総合病院を受診。検査の結果、大きな左腎がんと下大静脈腫瘍塞栓の診断を受け、紹介により大学病院に受診しました。大学で治療について検討され、年齢、合併症、治療後の日常生活の質などを考慮して、積極的な治療を控え、緩和治療の方針が決定されました。そこで　本人と家人の希望で紹介状を持って治療の相談に来院されました。

【治療とその後】　治療は、下大静脈腫瘍塞栓について8回分割でサイバーナイフの治療を実施しました。腫瘍の体積は22ccでした。治療後10ヵ月後のＰＥＴＣＴで腫瘍塞栓はほぼ消褪の傾向にあることが確認されました。

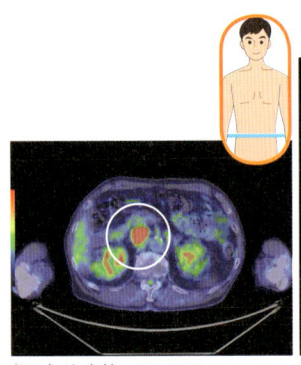

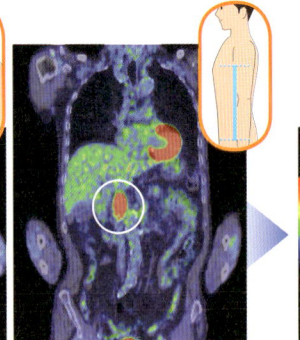

(図1) 治療前のPETCT

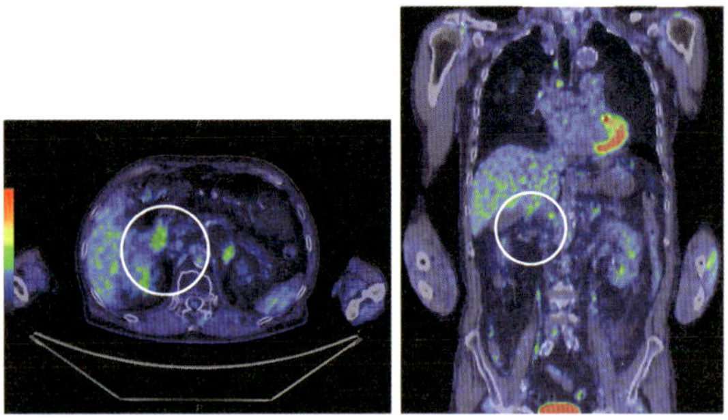

(図3) 治療後のPETCT

③ 直腸がん（再発）　70代女性

【症状と経緯】　5年前の3月、直腸がんにかかり、大学病院で摘出手術と人工肛門造設が行われ、引続き化学療法が開始されましたが、その年の8月に肝転移の摘出手術が追加されました。3年前には肺転移が出現し、肺部分切除手術が追加されました。

今度は、骨盤内再発腫瘍が見つかり、化学療法を工夫するものの腫瘍が大きくなってくるため、紹介により来院されました。

【治療とその後】　治療は、入院にて8回分割でサイバーナイフの治療を実施。腫瘍の体積は25ccでした。治療後4ヵ月後のPETCTでは　局所の治療がうまく奏功したことが確認されました。

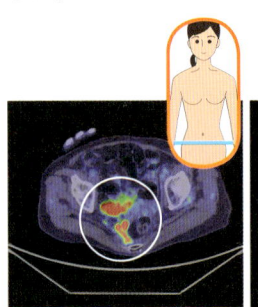

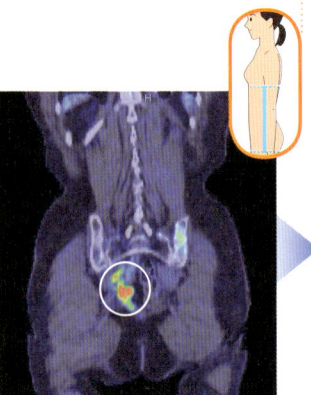

(図1) 治療前のPETCT

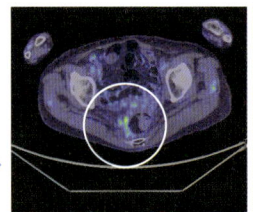

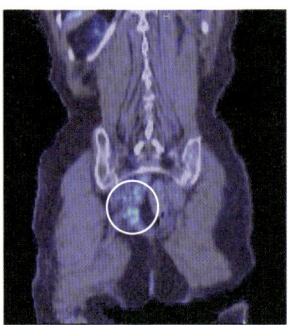

(図2) 治療後のPETCT

④ 胃がん（傍大動脈リンパ節転移）　70代女性

【症状と経緯】　6年前に総合病院にて胃がんの胃切除手術がなされ、術後1年間は内服薬により化学療法が行われました。術後4年目までは再発や転移はありませんでしたが、2年前にCT検査で横隔膜の近くにリンパ節転移が見つかり、再び内服薬の化学療法を開始。しかし、効果がなく転移腫瘍が大きくなったことで、背中の疼痛が次第に重く、強く、深くなり、内服薬が必要になってきました。そこで、紹介状を持って家人とともに治療を求めて来院されました。

【治療とその後】　治療前の画像検査を済ませ、入院の後サイバーナイフの治療を行いました。転移の体積は27cc。治療3ヵ月後のPETCTをみると、転移腫瘍は消退したことが確認され、疼痛もそれに伴って改善しました。

80

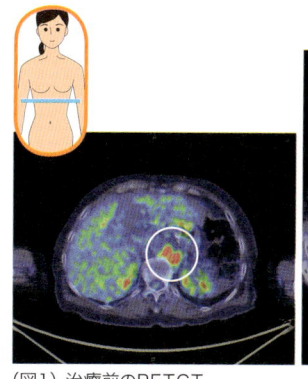

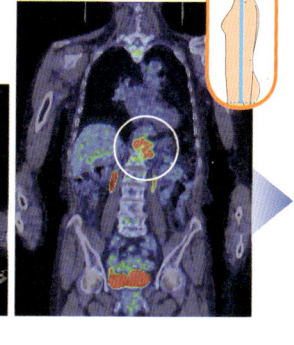

(図1）治療前のPETCT

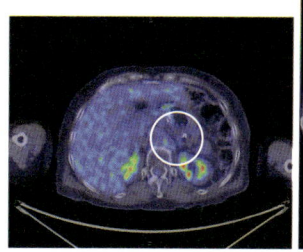

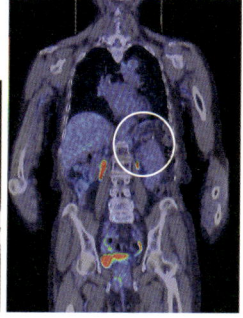

(図2）治療後のPETCT

⑤ 大腸がん（リンパ節転移） 60代女性

【症状と経緯】　4年前に大学病院で、大腸がんの腹腔鏡による腫瘍切除手術が行われました。2年後に経過観察のCTで左水腎症と左総腸骨動脈リンパ節転移が見つかり、手術するか、それとも化学療法を先行するかが検討されました。泌尿器科で水腎症を改善すべくステントの留置を試みるもののうまくいきませんでした。その後、治療法について紹介状を持って相談のため来院されました。

【治療とその後】　治療のための画像検査で、左腎はすでに廃絶していると思われました。治療は通院というかたちで6回分割によるサイバーナイフの治療を実施。4ヵ月後のPETCTでは、リンパ節転移は縮小傾向をみせるも左水腎症の改善は得られませんでした。前医で継続加療中。

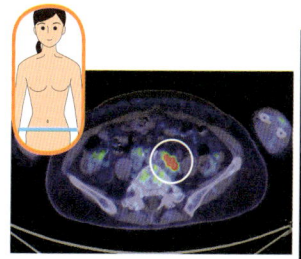

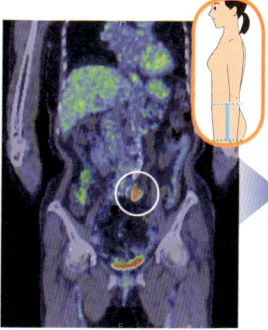

(図1）治療前のPETCT。左総腸骨動脈リンパ節転移と左水腎症がみられる

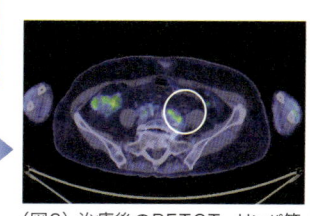

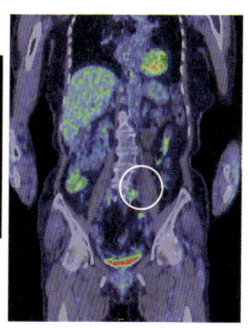

(図2）治療後のPETCT。リンパ節転移は縮小傾向を示すも水腎症の改善は得られていない

⑥ 子宮体がん（術後、腹部リンパ節転移、頸部リンパ節転移） 40代女性

【症状と経緯】　4年前の秋、子宮体がんの手術を大学病院で受け、その後、6ヵ月間化学療法を続けました。しかし、その10ヵ月後に腹部リンパ節転移と左鎖骨下リンパ節転移の出現が見つかりました。これらのリンパ節転移に対して約1年間、いくつかの化学療法が継続されましたが、両方のリンパ節転移ともに縮小と増大を繰り返し消失することはありませんでした。

ここで本人の長期の化学療法に対する疲弊が強く、しばらく休薬をしたところ、リンパ節転移は増大をきたしたため、紹介状を持って来院されました。

【治療とその後】　治療のための画像検査を済ませ、通院にて左鎖骨下リンパ節転移と腹部傍大動脈リンパ節転移のそれぞれにサイバーナイフの治療を実施。治療後4ヵ月頃には大学での採血による腫瘍マーカー値は正常化し、同時期のPETCTでも腫瘍の縮小等が確認されました。

(図1) 治療前のPETCT

(図2) 治療後のPETCT

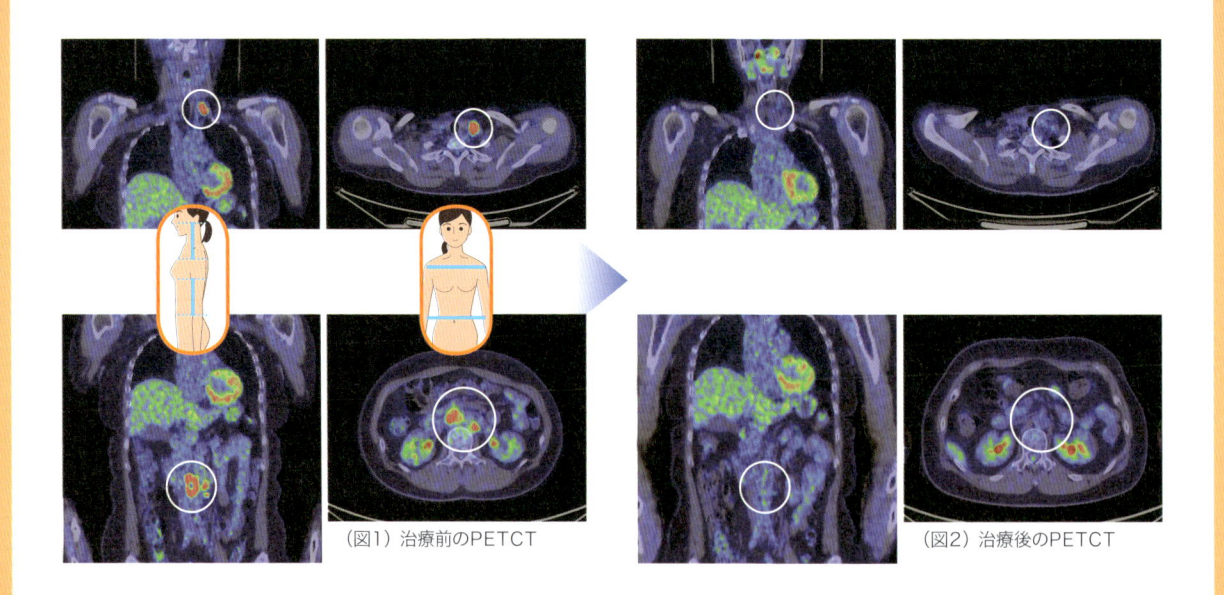

7 S状結腸がん（術後、腹部大動脈周囲リンパ節転移） 50代男性

【症状と経緯】　4年前にS状結腸がんの切除手術を受け、3年前に吻合部の再発がみられたので再手術を受けました。その後、化学療法で経過観察をされていましたが、1年前より腹部のCT検査で大動脈周囲のリンパ節転移が確認されました。

化学療法を変更しつつ治療を継続したものの病状は次第に進行したため、化学療法の継続を希望されなくなりました。その後、ご本人が放射線治療は可能かどうかということで受診を希望されました。

【治療とその後】　10回の通院でサイバーナイフの治療を実施。治療から2ヵ月後、4ヵ月後のCT検査で腫瘍は次第に縮小し、腫瘍マーカーは採血検査で正常化しました。6ヵ月後のPETCTで腫瘍は著明な縮小傾向を示し、治療が奏功したことが確認されたので、再び前医で新たな化学療法を開始することになりました。

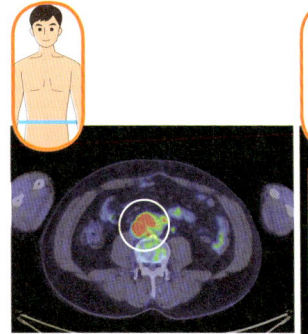

(図1) 治療前のPETCT。腹部の大動脈周囲の大きなリンパ節転移がみられる

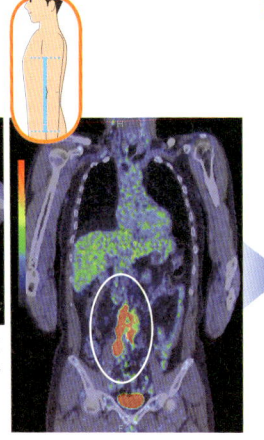

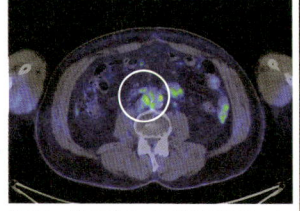

(図2) 治療後6ヵ月のPETCT。大動脈周囲リンパ節転移は著明に縮小傾向を示した

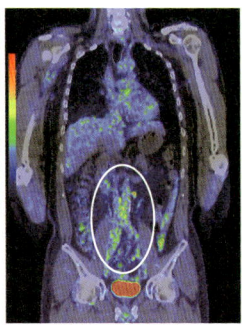

8 骨盤

1 子宮体がん（再発） 70代女性

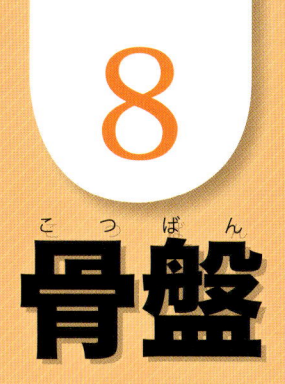

【症状と経緯】 1年ほど前、大学病院で子宮体がんの腫瘍摘出手術を行い、その後は、術後の化学療法を控えて経過観察。術後経過は良好だったものの、手術から2ヵ月後のCT検査で骨盤内右側に骨盤内腫瘍再発がみられました。

【治療とその後】 通院で12回分割のサイバーナイフの治療を実施。腫瘍体積は205ccと巨大でした。治療後 腫瘍マーカーが低下。5ヵ月後のPETCTでは腫瘍は縮小傾向を示しました。

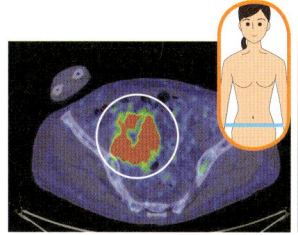

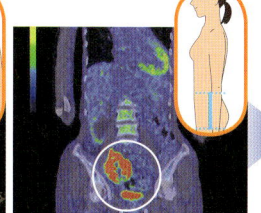

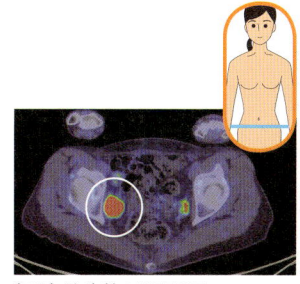

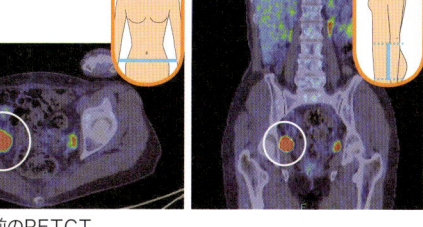

（図1）治療前のPETCT
（図2）治療後のPETCT

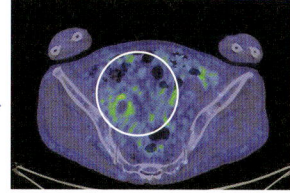

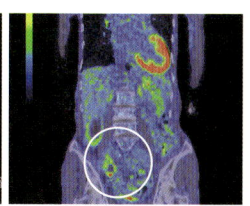

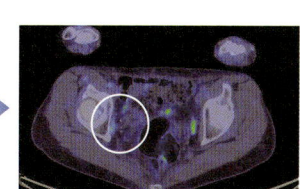

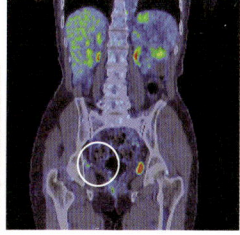

2 子宮体部肉腫（再発） 60代女性

【症状と経緯】 3年前に不正性器出血と貧血により大学病院に緊急入院しました。画像検査や腫瘍マーカー等の検査で骨盤内の悪性腫瘍が疑われ、化学療法を実施。腫瘍が縮小傾向をみせたので、3ヵ月後に子宮、卵巣、リンパ節、小腸、結腸などの広範囲な切除手術が行われました。腫瘍の診断は子宮体部肉腫でした。

以後、化学療法は継続されましたが、4ヵ月後、7ヵ月後に性器で腫瘍再発があり2回の追加手術、さらに10ヵ月後には回盲部再発による追加手術を受けました。そして12ヵ月後、今回の骨盤内再発腫瘍が出現しました。

【治療とその後】 10回に分割してサイバーナイフの治療を実施。治療後は特に困った副作用はみられず、1年6ヵ月経過したPETCTでも再発はみられていません。

（図1）治療前のPETCT
（図2）治療後のPETCT

第4章 ▶ サイバーナイフの治療例

9 脊椎転移

1 血管周囲腫（脊椎転移、肋骨転移） 50代男性

【症状と経緯】 8年前に大学病院で脳腫瘍の開頭手術を受けましたが、手術後に血管周囲腫であることが判明。その2年後から脳に何度か局所再発をきたし、ガンマナイフの治療を繰り返し受けました。さらに2年後、肺転移による左肺腫瘍摘出、7年後は肝転移の切除術を受けました。

【治療とその後】 胸椎の椎弓の血管周囲腫転移に対しては5回分割で、肋骨の転移には2回分割で治療を実施。治療後4ヵ月後のPETCTでは、治療部位の腫瘍は縮小・消失傾向を示しました。

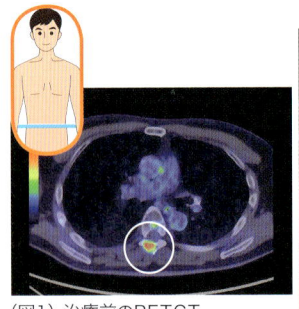

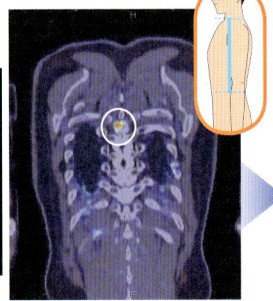

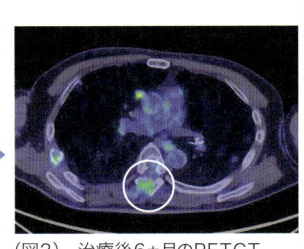

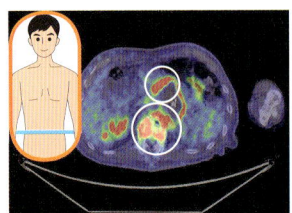

（図1）治療前のPETCT　　（図2）治療後6ヵ月のPETCT

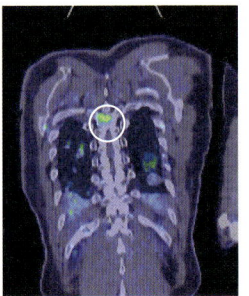

2 腎がん（腰椎転移、腹部傍大動脈リンパ節転移） 70代男性

【症状と経緯】 3年前に血尿を契機に発見された左腎がんに対して、近医の泌尿器科で摘出手術を実施。しばらく前から腰痛を自覚していましたが、CTで腰椎転移の診断をうけ、通常分割放射線治療をすすめられました。

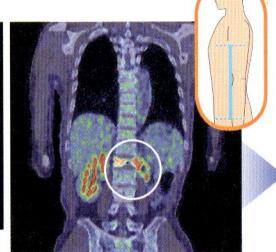

【治療とその後】 10回分割の治療を実施。治療後、腰痛はなくなり、腫瘍もCT検査で次第に縮小しているのが確認されました。6ヵ月後の追跡PETCTで、腫瘍の明らかな縮小傾向が改めて確認できました。

（図1）治療前のPETCT　　（図3）治療後のPETCT

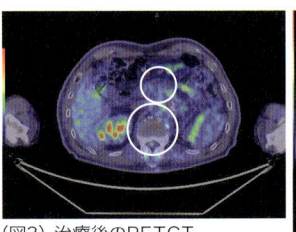

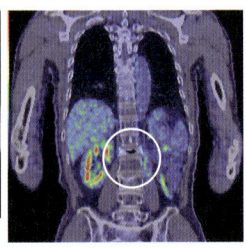

10 頭蓋内病変

1 下垂体腺腫（非機能性） 40代女性

【症状と経緯】　10年前に頭痛を訴えて近医を受診したところ、脳腫瘍があることを指摘されました。専門医のいる総合病院の脳神経外科を紹介されて受診し、精密検査の末に、非機能性の脳下垂体腺腫の診断を受けました。そのときに、眼科的検査で視野が欠けていること（視野欠損）と、間脳下垂体のホルモン検査で閉経していることがわかり、腫瘍に関連していることが指摘されました。

結局、診断が確定後、入院し経鼻的下垂体腫瘍摘出術を実施。手術後は年に数回、定期的な外来通院で経過観察が行われました。術後ほどなく、視野欠損と月経停止は改善され、以前と変わらない日常生活を送っていましたが、4年後、再び視野欠損と閉経が自覚され、画像検査で下垂体腺腫の再発が指摘されました。

今回の再発腫瘍については手術に代えて、サイバーナイフによる定位放射線治療をすすめられたとのことで、紹介されて来院されました。

【治療とその後】　治療は、通院3日間／3回分割のサイバーナイフの治療を実施しました。治療後6ヵ月頃には、視野欠損や閉経は回復し、画像上も腫瘍は縮小傾向をみせました。

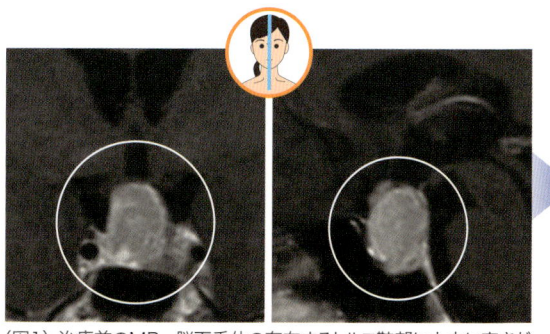

（図1）治療前のMR。脳下垂体の存在するトルコ鞍部に上方に突きだした手術後の再発腫瘍がみられる

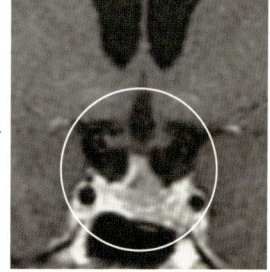

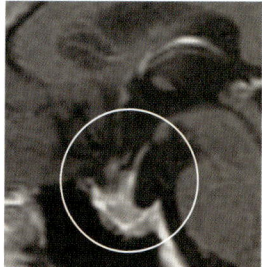

（図2）治療後のMR。治療前の再発腫瘍はサイバーナイフ治療後に縮小

2 頭蓋咽頭腫 40代女性

【症状と経緯】　6年前に、しばらく前から気になっていた頭痛と視野・視力障害のため大学病院の脳神経外科を受診。受診する6ヵ月前からは月経不順にもなっていました。尿崩症はありませんでした。MR画像検査、採血ホルモン検査などが行われた結果、脳腫瘍であることが指摘されました。

第4章　サイバーナイフの治療例

画像より、腫瘍は間脳下垂体の部位にできる頭蓋咽頭腫であろうといわれました。開頭手術をして、安全に視神経やホルモン中枢の下垂体周辺構造を守りながら可能な限り腫瘍を摘出して、その後、残った腫瘍に対してはガンマナイフの放射線治療をするという治療方針をすすめられました。

しかし、患者さんは開頭手術がどうしても怖いということで、いろいろな知人に相談した結果、夫に伴われて、この腫瘍の治療について紹介状を持って相談に来院されました。

【治療とその後】　治療方針については患者さんとよく話し合いをし、結局、手術に代えて、治療のための画像検査を済ませた後、外来通院5日間／5回分割でサイバーナイフの定位放射線治療を実施。

治療後は、6ヵ月ごとに年2回、外来通院で経過観察を続けています。治療による副作用は特別になく、腫瘍は次第に縮小し、視力・視野障害はほぼ正常に回復し、月経も正常に復しました。ホルモン値も採血検査で異常はなく、ホルモン補充療法は不要で、尿崩症も出現しませんでした。現在まで、治療前と変わらない生活を続けています。

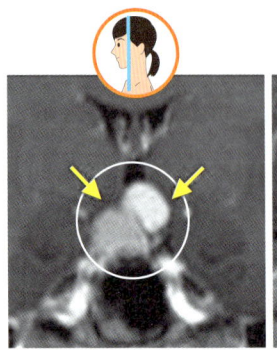

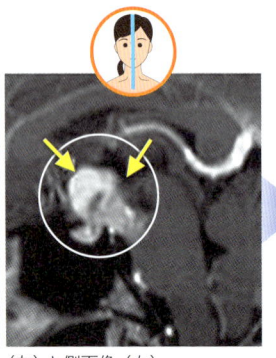

(図1) 治療前のMR画像。正面像（左）と側面像（右）

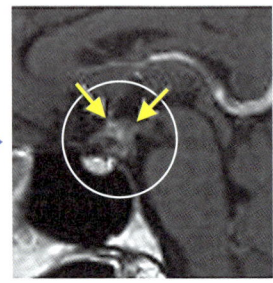

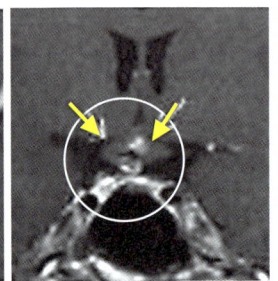

(図2) 治療後のMR画像。正面像（左）と側面像（右）

3　第三脳室頭蓋咽頭腫　　70代女性

【症状と経緯】　1ヵ月前より視力障害が出現し、悪化してきたことから、近くの眼科を受診。眼球やレンズなど眼科的には異常はみられませんでしたが、視力低下、両眼の視野障害が明らかなことから受診をすすめられて、総合病院の脳神経外科を受診しました。

脳神経外科では両耳側半盲が確認されたものの、採血でのホルモン測定に異常はみられませんでした。MR検査でトルコ鞍上部より第三脳室を占める腫瘍がみられ、画像診断で頭蓋咽頭腫と診断されました。

【治療とその後】　治療前のCT、MR画像の準備を済ませて、5日間／5回分割でサイバーナイフの定位放射線治療を実施。

治療後も尿崩症やホルモン失調も含めて、異常な症候は特に出現せず、外来での経過観察を定期的に行いました。治療後の9ヵ月で、両耳側半盲

(図1) 治療前の視野検査　両耳側半盲がみられた

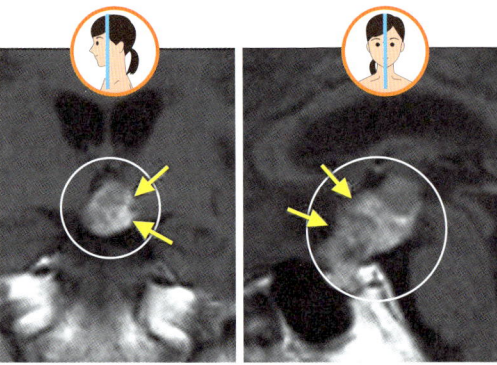

(図2) 治療前のMR。前後像（左）と側面像（右）

は自覚的にも改善し、MRで著明な腫瘍の縮小が確認されました。

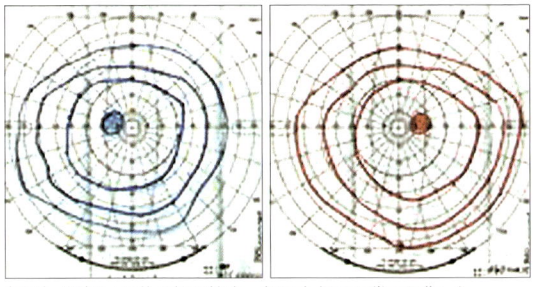

(図3) 治療9ヵ月後の視野検査　視野欠損は正常に回復した

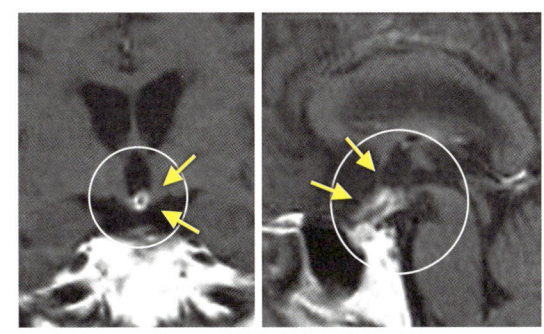

(図4) 治療9ヵ月後MR。前後像（左）と側面像（右）

4　大孔部髄膜腫　40代女性

【症状と経緯】　11年前に頭痛と左上下肢が動きにくい運動麻痺になり、近くの市立総合病院の脳神経外科を受診。そして、髄膜腫の診断を受けて後頭部の開頭手術治療が行われたものの、腫瘍は部分摘出に終わりました。その後、腫瘍は増大し、歩行障害も悪化してきたため、6年前に再度、別の病院の脳神経外科で手術を行いましたが、再び腫瘍の充分な摘出はできませんでした。そこで、車いすに乗って脳神経外科の紹介状を持って放射線治療の相談に来院されました。

【治療とその後】　補助具による歩行は可能でしたが、左上下肢不全麻痺で日常生活での上肢の運動障害、歩行障害は明らかでした。短期の入院で治療前の画像検査を済ませ、5日間／5回分割のサイバーナイフによる定位放射線治療を実施しました。

その後、年2回ほどの定期的な外来通院で経過を見ていましたが、治療3年後には歩行障害はほとんど改善し、上肢の運動麻痺と機能障害も改善しました。MRでは腫瘍は明らかな縮小をみせ、圧迫されていた延髄、上位頚髄の変形が改善していることが確認されました。

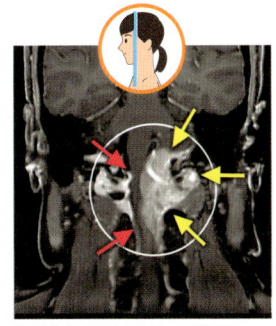

(図1) 治療前のMR。正面像

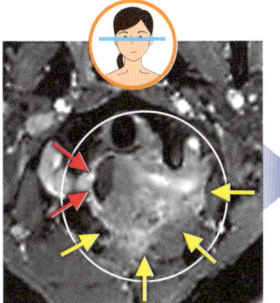

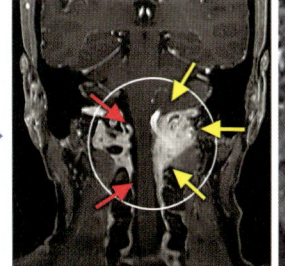

(図2) 治療後のMR。横断像

5　錐体部髄膜腫（顔面けいれん、失聴）　60代女性

【症状と経緯】　2年前に耳鳴りが続くとのことで、近くの総合病院耳鼻咽喉科を受診。その時、聴力は正常であることが確認されました。耳鳴りはその後、次第に消失。しかし、4ヵ月前から、右顔面がぴくぴくとひきつるので、同耳鼻咽喉科を再度受診しました。同時に、右耳で電話が取りにく

第4章▶サイバーナイフの治療例　87

いと訴えたので聴力検査をすると、聴力低下が確認されました。

MRによる診断の結果、脳腫瘍が見つかったことから、脳神経外科経由で紹介されて治療の相談に来院されました。

【治療とその後】 治療前に画像診断によって右錐体部髄膜腫を確定したのち、3日間／3回分割でサイバーナイフの定位放射線治療を実施。治療後、約2年を経過し、顔面けいれんは改善しました。さらに電話の声が聞こえるようになったとのことで聴力検査を実施してみると、明らかに聴力の回復が確認されました。

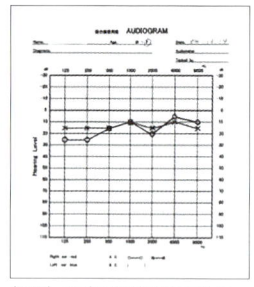

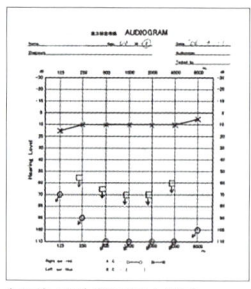

（図1）治療2年前の聴力検査　（図2）治療前の聴力検査　（図3）治療後3年の聴力検査

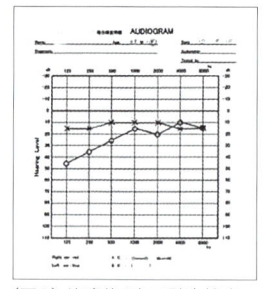

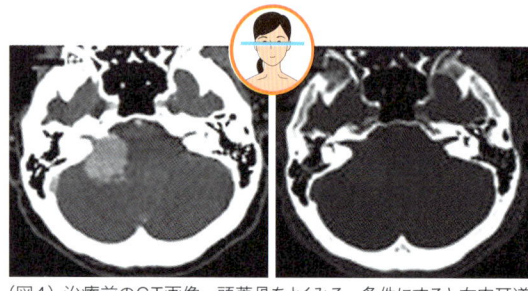

（図4）治療前のCT画像。頭蓋骨をよくみる。条件にすると右内耳道の拡大がないので、聴神経腫瘍ではなく髄膜腫であることがわかる

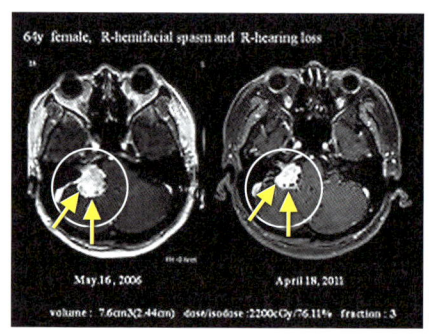

（図5）治療前後のMR画像

⑥ 視神経鞘髄膜腫　70代女性

【症状と経緯】 数年前より右眼の見えにくさと眼球突出があり、眼科通院を重ねていました。眼科で白内障を指摘されて白内障のレンズ摘出手術を受けましたが、見えにくさと眼球突出の自覚症状に変化はなく、解決しませんでした。その後、経過をみていましたが、MR検査で眼窩内腫瘍を指摘され、脳神経外科を経由して治療の相談に来院されました。

【治療とその後】 外来通院3日間／3回分割でサイバーナイフの定位放射線治療を実施。その後、経過をみているところですが、2年8ヵ月後のMR検査では腫瘍は著しく縮小し、眼球突出と自覚的な見えにくさはともに解決されました。

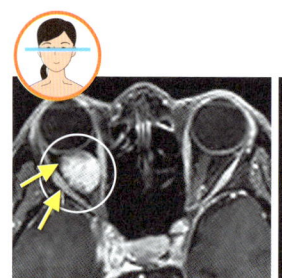

（図1）治療前のMR

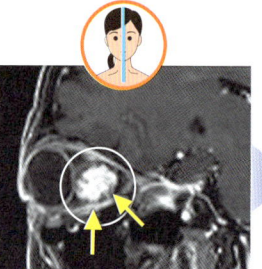

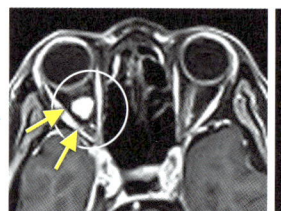

（図2）治療後のMR

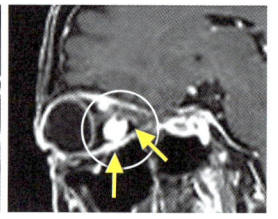

7 眼窩内三叉神経鞘腫　50代女性

【症状と経緯】　数年前から左の眼球が少し突出していることに気が付いていたものの、放置。痛みはなく視力や視野も異常はありませんでしたが、次第に眼球突出が進みました。そこで眼科と脳神経外科を受診したところ、左眼窩内腫瘍との指摘を受けました。

【治療とその後】　当院に来院後、治療前の画像診断で眼窩内三叉神経鞘腫と確定。治療は外来通院5日間／5回分割で周辺構造を保護しつつ、サイバーナイフ治療を実施。

治療から1年2ヵ月後に診察をすると、眼球突出は改善され、MR画像診断でも腫瘍が著明に縮小したことが確認されました。視野視力にも異常はありませんでした。

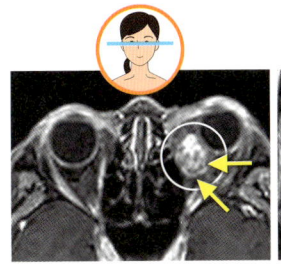

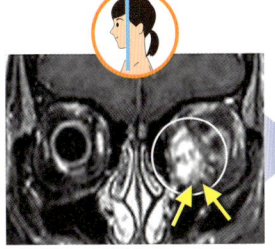

（図1）治療前のMR

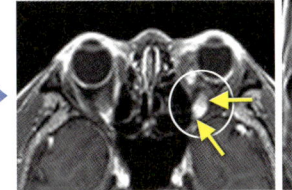

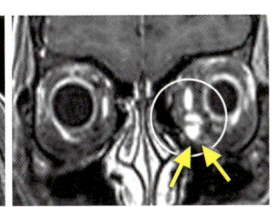

（図2）治療後のMR

8 肺小細胞がん（脳転移：小脳転移）　60代男性

【症状と経緯】　1年2ヵ月前から咳が続くので近医を受診したところ、肺がんが疑われました。近医から紹介された総合病院で精密検査を受けたところ、肺門部の肺小細胞がんと診断。肺門部の放射線治療と化学療法が開始されました。

ところが1ヵ月前よりふらふらするということで失調が目立つようになり、食欲がなくなってきたこともあって脳のMRを撮ったところ、右小脳に転移が見つかったので、紹介されて来院となりました。

【治療とその後】　治療は3日間／3回分割のサイバーナイフ治療を実施。治療後は以前通院していた総合病院に戻りましたが、小脳失調は程なく改善し、6ヵ月後のMR検査で治療部位の腫瘍は消失していることが確認されました。

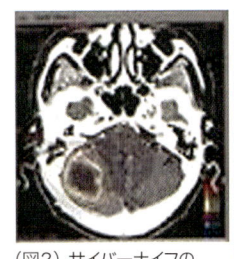

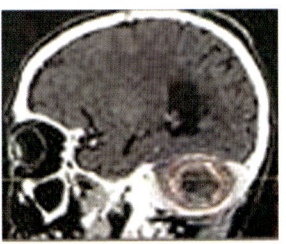

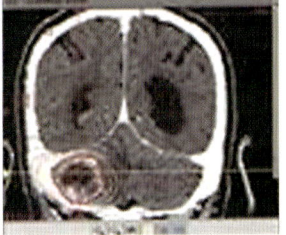

（図2）サイバーナイフの治療計画図

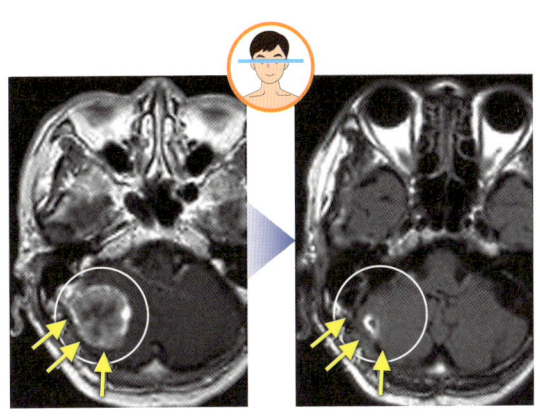

（図1）治療前と治療後6ヵ月後のMR横断像。治療前の右小脳転移性腫瘍は治療後、改善している

第4章 ▶ サイバーナイフの治療例

⑨ MALTリンパ腫（眼窩内） 60代男性

【症状と経緯】　以前より呼吸器内科や耳鼻咽喉科でアレルギー性の症状について治療を受けていました。10年前より両眼瞼の腫脹が始まり、頸部のリンパ節腫大などを伴ったことから、近医の眼科を受診した後、紹介されて大学病院眼科・血液内科を受診。その後は薬物の治療を続けました。5年前に、両眼の腫瘍を手術で摘出したところ、ＭＡＬＴリンパ腫と診断。化学療法の後、もう一つの大学病院放射線科へ紹介されて放射線治療も実施しましたが、眼窩の腫脹や結膜浮腫は改善せず、これ以上の治療法はないと告知。4年前、診療情報を持って治療の相談に来院されました。

【治療とその後】　治療は外来通院5日間／5回分割のサイバーナイフ治療を実施。治療後は、副作用はみられず、眼窩の突出、腫脹は2ヵ月ほどで消褪しました。その後、年に1回の定期的な外来通院で観察していますが、腫瘍は消褪し、再発もみられないようです。

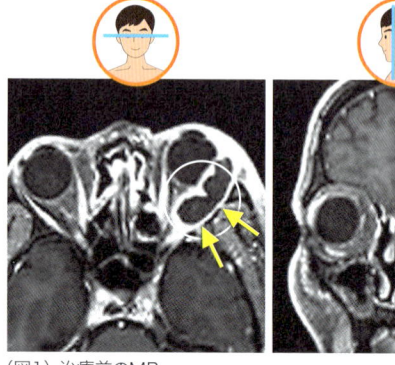

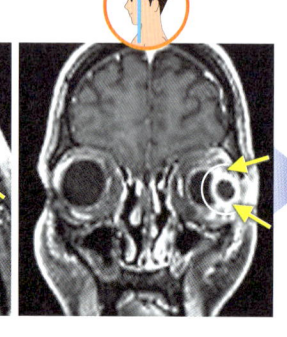

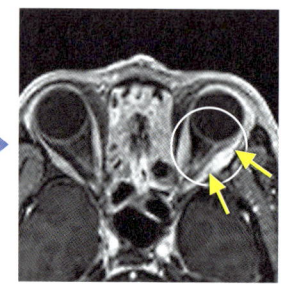

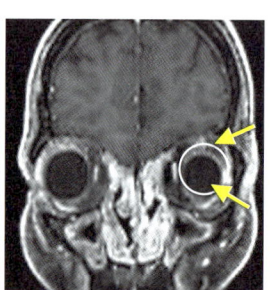

（図1）治療前のMR

（図2）治療後のMR

⑩ 脳動静脈奇形 30代男性

【症状と経緯】　7年前、就業中に意識を消失し発作を初めて起こしました。その後、同様の発作が何度か繰り返されるので、近くの総合病院の脳神経外科を受診したところ、MR検査で左前頭葉に大きな脳動静脈奇形がみつかりました。

しかし、総合病院での治療は困難なので大学病院への受診をすすめられ、大学病院で血管撮影を含む精査が行われましたが、治療は血管内塞栓術、開頭手術、ガンマナイフなどの組み合わせで実施することになるといわれました。

大変困難な治療であるとの説明から、発作止めの内服薬でしばらく経過観察をしていましたが、治療相談のため家人とともに紹介状を持って来院されました。

【治療とその後】　治療は、外来通院3日間／3回分割でサイバーナイフの定位放射線治療を実施。治療後、定期的な通院で経過観察を続けていますが、治療から2年を超える頃より脳動静脈奇形は縮小傾向が明らかとなり、3年6ヵ月後には改善したことが確認されました。

治療後、現在まで特別に問題はなく、変わりなく通常の生活と就業を続けています。

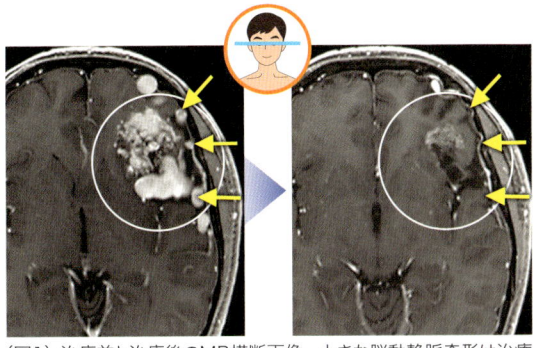

（図1）治療前と治療後のMR横断画像。大きな脳動静脈奇形は治療後改善している

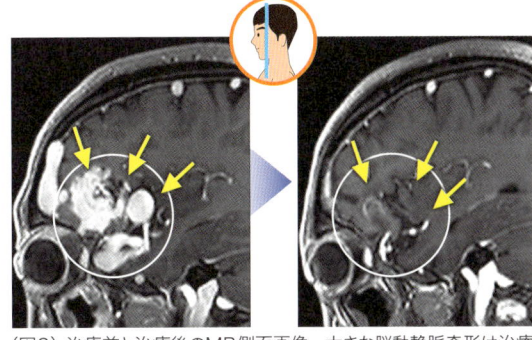

（図2）治療前と治療後のMR側面画像。大きな脳動静脈奇形は治療後改善している

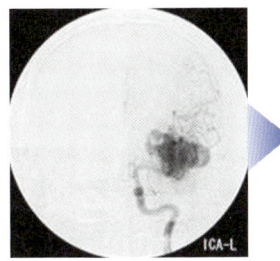

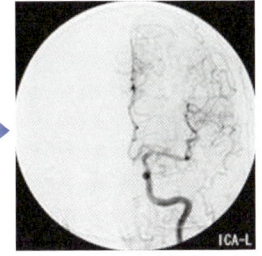

（図3）治療前と治療後の血管撮影正面像。大きな脳動静脈奇形は治療後改善している

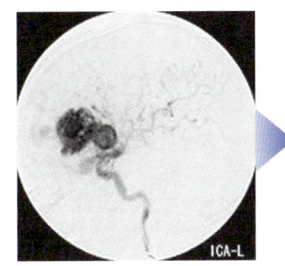

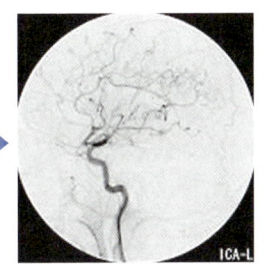

（図4）治療前と治療後の血管撮影側像。大きな脳動静脈奇形は治療後改善している

11 海綿状血管腫（海綿静脈洞部） 30代女性

【症状と経緯】　5年前の年末に左顔面のしびれと、物が二重に見える症状が出現し、次第に悪化するため、仕事を続けることが困難となり、近くの総合病院の脳神経外科を受診。診断の結果、左外転神経麻痺と左三叉神経障害を指摘され、さらにMR検査で左海綿静脈洞部に大きな腫瘍があることがわかりました。

治療法は手術をすすめられましたが、大変困難な手術であることを告知されたため、後日、脳神経外科の診療情報を持って、治療の相談に当院へ来院されました。

【治療とその後】　治療は、5日間／5回分割のサイバーナイフ治療を実施。治療後、左外転神経麻痺と左三叉神経障害は少しずつ改善し、10ヵ月を過ぎたあたりでほぼ消失しました。現在は職場に復帰し、1年6ヵ月後のMR検査でも腫瘍はほぼ完全に改善していることが確認されました。

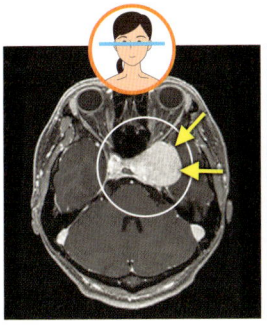

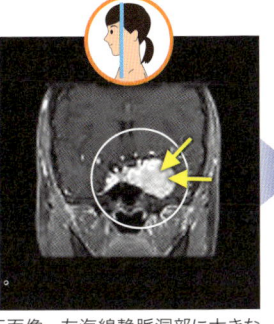

（図1）治療前のMR。横断像と正面像。左海綿静脈洞部に大きな腫瘍がみられる

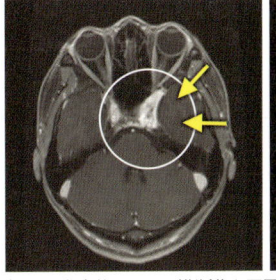

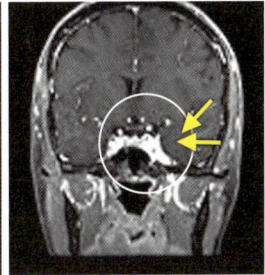

（図2）治療後のMR。横断像と正面像。左海綿静脈洞部に大きな腫瘍は改善している

第4章 ▶ サイバーナイフの治療例　91

本書の執筆にあたって

1. アドラー教授との出会い

　2004年秋10月に、私は、あるご縁があり、日本脳神経外科学会に招聘されて来日していたスタンフォード大学脳神経外科のアドラー（John R. Adler, Jr.）教授に名古屋駅近くの大きなホテルのバーでお会いすることになりました。その時、アドラー教授は、現在は東京から米国のDuke大学に拠点を移し、北米、ヨーロッパ、アジア、南米と世界中で活躍する日本人の脳神経外科医・福島孝徳先生が東京で盛んに活躍されていた時の手術や日常臨床診療のことなどについて、大変興味を持って多くの質問をされました。

　特にアドラー教授は福島先生の鍵穴手術、小さな鍵穴開頭の三叉神経痛の手術に大変興味を示されました。私は、紙とペンでスケッチをしながら、その手術の体位や皮膚切開の位置、開頭の正確な部位、三叉神経周辺の手術操作など、彼のオリジナルの手術法を詳細に説明した記憶があります。

　その席で、アドラー教授からは、現在広く世界中で認知されてきた定位放射線治療機サイバーナイフの開発を始めたヒントやきっかけの原点が、彼が20代のときにボストンのハーバード大学時代に同大学で垣間見た1970年代の粒子線治療の開発に興味を抱いたことにあったこと、1980年代後半にスウェーデン、カロリンスカ大学へ定位放射線治療の原点ガンマナイフ治療をみるため留学したこと、帰国後スタンフォード大学の近くのシリコンバレーでベンチャービジネス会社アキュレイ社を創業してサイバーナイフの開発資金を募ったこと、その後、完成したサイバーナイフを用いて、彼のスタンフォード大学病院で脳神経疾患だけでなく、脊椎脊髄腫瘍や膵臓がんなどについて自身で多くのスタッフと共に盛んに治療を行ったことなどをお聞きしました。

　このアドラー教授との名古屋での面会から、私は興味を抱いていたサイバーナイフによる定位放射線治療という概念が、ますます脳裏から離れなくなりました。ほどなく私は福島孝徳先生にサイバーナイフの治療に携わりたいという希望をお伝えしました。初め、放射線治療は薦められないとの返事をいただき困惑しました。しかし、程なくして改めて呼び出しをいただき、鹿児島の病院の手術場に福島先生を訊ねると、今後は、サイバーナイフの定位放射線治療だけを常に考えて生活すること、治療の結果情報を正直に報告すること、全面的に支援するので命がけで精進するように告げられました。

　これをスタートラインにして、現在までひたすらサイバーナイフの定位放射線治療に精進してきました。この方向で活動を始めて10年が経過したことになります。今回、現在までの治療経験を振り返りまとめてみる機会をいただくことになりました。

2. 最初の定位放射線治療機 ガンマナイフの誕生

　定位放射線治療は、誤差1mm以下の精度で、標的とする病変の形に一致させて放射線を集中して照射する治療方法です。この方法の原理を最初に具体化したのは、スウェーデン・カロリンスカ大学の脳神経外科・故

ラース・レクセル（Lars Leksell）教授です。70年前の1940年台後半に、レクセル教授は、半円形の金属円弧フレームを患者の頭部に固定することにより、円の中心にターゲット（病巣）を置くという原理を考案し、1949年にこのシステム（Leksell Stereotactic System）を用いた定位脳手術を初めて行いました。

この原理が程なくガンマナイフに結びつき、1952年にX線発生装置とLeksell Stereotactic Systemを組み合わせた初めてのガンマナイフの基礎となる定位放射線治療が行われました。その後1960年までに、この放射線治療に適する放射線の線源と治療装置の試作が繰り返されました。

1968年にコバルト60を線源とした最初のガンマナイフが、スウェーデン・カロリンスカ大学病院に設置されました。ガンマナイフは元々、頑固な疼痛やふるえなど機能的疾患の治療を目的として設計されましたが、やがて脳腫瘍や脳動静脈奇形の治療にも使用されるようになりました。1987年アメリカ・ピッツバーグ大学に米国第1号機が設置され、精力的な臨床治療報告が行われ、全世界へガンマナイフが普及する礎となりました。

日本には1990年に初めて治験機として東京大学に導入されました。現在は、ガンマナイフだけではなく、直線加速器からのX線を線源とするノバリスやサイバーナイフなど幾つかの定位放射線治療を実施する機器が開発、供給されています。

3. サイバーナイフ

サイバーナイフは1987年、ガンマナイフの治療をスウェーデンのカロリンスカ大学に留学、見聞して、米国に戻ったスタンフォード大学脳神経外科アドラー教授によって、1994年に開発された高精度の定位放射線治療の専用装置です。1992年に彼はこの治療機の構想を実現する為にシリコンバレーにベンチャービジネス企業Accuray社を立ち上げ、資本家より資金を募ったのです。

1994年よりスタンフォード大学で臨床治療に使用されていたサイバーナイフは、2001年に米国FDAの承認を獲得しています。今年はサイバーナイフが開発されてから20年が経過し、スタンフォード大学のホームページにはそれを記念する祝賀記事が掲載、配信されています。

サイバーナイフの基本的な構成は、放射線治療装置としてはとても特異な形状をしています。外観上の特徴は、ロボットアームの採用ですが、それ以外にも、小型リニアック(直線加速器)、自動位置計測装置（target locating system; TLS）など、従来の放射線治療装置とは大変違った構成となっています。使用されているロボットは、ベンツやオペルの自動車工場等で精密な組み立て作業に用いられているものと同等で、その先端に小型の放射線発生装置リニアックを装着して組み合わせたものです。ロボットを用いることで、従来のリニアックよりも空間的自由度の高い照射が可能となっています。

1回の治療で最大約1200本までのビームを使用することができますが、治療時間の制約から100〜300本程度で治療されることが多いようです。一本一本の放射線は鉛筆の芯に例えられる細いX線（narrow pencil beam）となっており、これを3次元の多方向から照射することにより、集中性の高い線量分布を得ることができ、周囲の正常組織に対する被曝を極力抑えることができます。それで正常脳組織への障害を押さえながら、病変そのものを充分に治療することが可能になりました。

また、巡航ミサイルの技術を応用した自動位置計測装置（target locating system; TLS）により2つのX線透視画像から、患者さんの

位置を自動検出し、ロボットが標的の動きを自動的に追尾することにより、常にあらゆる角度から自由に照射可能で、高精度な照射を行うことが可能となっています。治療は病変の種類、部位、症状によって大線量一回照射、もしくは数回〜数十回の分割照射で行います。非侵襲的で痛みなどの苦痛を伴わず、治療期間も短くて済みます。手術が困難な部位に存在する病変に対しても治療が可能です。

治療計画ソフトは、治療医が意図した治療計画の条件を設定指示すると、コンピュータがこれに応じて治療計画を作成するインバースプランニング（帰納的治療計画）の手法をとっています。初期にはガンマナイフと同じように脳外科領域の脳腫瘍などの治療に用いられていましたが、2000年ごろから米国を中心に全身の疾患に対する治療も開始され、急速にヨーロッパ、アジアなど世界中に普及しました。

日本国内では1997年に甲南セントヒル病院（山口県宇部市）で斉藤研一先生により初めて導入され、脳頭頸部の治療が開始されています。その後、体幹部治療の薬事承認がなかなか得られず世界から取り残されていましたが、2008年6月になり、やっとサイバーナイフによる体幹部定位放射線治療の承認が得られ、最近では急速に体幹部治療にも応用されてきています。頭部以外の病変に対する定位放射線治療のことを、特に体幹部定位放射線治療（Stereotactic Body Radiation Therapy; SBRT）と呼んでいます。

4. 脳から体幹部へ（体幹部定位放射線治療 Stereotactic Body Radiation Therapy; SBRT）

脳腫瘍や脳動静脈奇形などの脳疾患の治療での安定した治療効果を背景に、サイバーナイフの定位放射線治療は脳疾患だけではなく、頭蓋骨腫瘍、頭頸部がんや頭頸部のリンパ節転移、脊椎脊髄転移、肺がん、肝がん、膵がん、腹部の大動脈傍リンパ節転移、骨盤内残存がんなどの治療に、次第に応用されるようになっています。呼吸性移動のあるターゲットに対しては、動体追尾照射も行われています。

これにより体幹部定位放射線治療での、呼吸性移動に対するマージンを大幅に削減でき、副作用の低減が期待されています。米国を中心に、前立腺がん治療も始まっています。前立腺癌に対する放射線治療は通常の外照射では、治療期間は7〜9週間にも及びますが、サイバーナイフを使って4〜5日間に短縮しようという試みがなされています。長期の治療成績はまだ出ておらず、臨床試験と認識すべきですが、良好な初期治療成績が報告されています。

高精度の放射線治療とは、がん周囲の正常組織に対する放射線の線量は低く押さえつつ、がんに対しては高線量を照射することができ、副作用が低くて効果の高い治療を実現しようとする治療法です。これらを指して、画像誘導放射線治療(Image-guided radiotherapy; IGRT)、強度変調放射線治療（IMRT）、定位放射線治療（Stereotactic Radiotherapy: SRT）の概念がありますが、サイバーナイフによる治療はこれらの概念を併せて実現しようとする治療法であるといえます。

第1〜4章にわけて、少し難しくなるかもしれませんが記載し、私どものこれまでの経験をあわせてご披露したいと思います。

新百合ヶ丘総合病院
放射線治療科　サイバーナイフ診療部部長
宮﨑紳一郎

監修者プロフィール

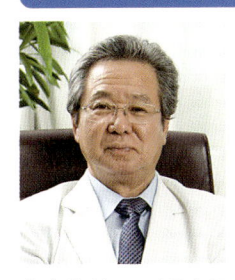

渡邉一夫
（わたなべ　かずお）

南東北グループ理事長。医学博士。
1971年福島県立医科大学医学部卒業。1973年秋田大学文部教官助手、1979年高知市長尾病院脳神経外科部長、1981年南東北脳神経外科病院院長。1984年財団法人脳神経疾患研究所理事長、同南東北病院院長。1991年北京大学客員主任教授。2004年福島県立医科大学臨床教授、藤田保健衛生大学臨床教授。「すべては患者さんのために」を理念に掲げ、脳疾患が多い東北地方にいち早くCT・MR機器を導入し、PET機器の導入や最先端のがん治療である「がん陽子線治療センター」を開設するなど、精力的な病院経営を行っている。最近では世界初のサイクロトロンによるがん治療の理想とされる中性子治療の治験が始まろうとしている。

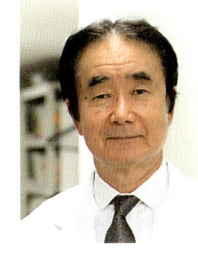

堀　智勝
（ほり　ともかつ）

新百合ヶ丘総合病院名誉院長。医学博士。
1944年生まれ。1968年東京大学医学部医学科卒業。1977年東京都立駒込病院脳神経外科医長、1984年鳥取大学医学部脳神経外科教授、1998年東京女子医科大学脳神経センター脳神経外科学主任教授、2009年森山記念病院名誉院長に就任。2012年新百合ヶ丘総合病院名誉院長。
第16回日本脳神経外科コングレス会長(松江、1996)、第66回日本脳神経外科学会会長　2006、日本脳神経財団評議員、日本てんかん学会名誉会員、日本てんかん財団評議員、脳卒中学会専門医・名誉会員、日本疼痛学会名誉会員、日本頭痛学会専門医を始めとして、現在、国内外の学会の役員を多数兼任。

著者プロフィール

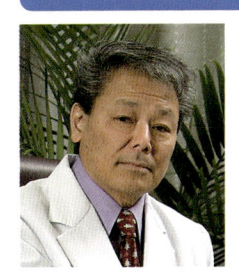

福島孝徳
（ふくしま　たかのり）

カロライナ頭蓋底手術センター所長、デューク大学脳神経外科教授。
1942年生まれ。1968年東京大学医学部卒業後、ドイツ・ベルリン自由大学（2年間）、米国メイヨー・クリニック（3年間）。1978年東京大学医学部附属病院脳神経外科助手。1980年三井記念病院脳神経外科部長。頭蓋底の鍵穴手術法を確立。1991年南カリフォルニア大学医療センター脳神経外科教授。1994年ペンシルバニア医科大学アルゲニー総合病院脳神経外科教授、アルゲニー脳神経研究所頭蓋底手術センター所長。1998年より現職。現在、カロライナ脳神経研究所、デューク大学、ウエスト・ヴァージニア大学教授　スウェーデンカロリンスカ研究所、フランス・マルセイユ大学教授、イタリア・ローマ大学、ピサ大学、ドイツ・フランクフルト大学客員教授兼任。

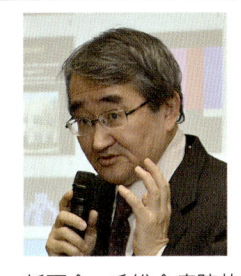

宮﨑紳一郎
（みやざき　しんいちろう）

新百合ヶ丘総合病院放射線治療科サイバーナイフ診療部部長。医学博士。
1953年生まれ。1978年順天堂大学医学部卒業。
鍵穴手術を確立する時期の福島孝徳先生の三井記念病院で脳腫瘍、神経血管減圧術の治療にあたる。3人いる福島式顕微鏡手術免許皆伝の2人目。10年前より定位放射線治療に専従することを選択。数カ所のサイバーナイフセンターを立ち上げ、2012年8月より新百合ヶ丘総合病院放射線治療科サイバーナイフ診療部部長。現在（2014年12月）までの治療例は4500例。

からだにやさしい がん治療の本
PETCTによる診断とサイバーナイフの治療

2015年4月16日　初版発行
2016年3月 1 日　初版第3刷

監 修 者	渡邉一夫　堀　智勝
著　　者	福島孝徳　宮﨑紳一郎
発 行 者	福地　健
発　　行	株式会社近代セールス社
	〒164-8640　東京都中野区中央1-13- 9
	電話　03-3366-5701
	FAX　03-3366-2706
編集協力	金田雄一
装丁・デザイン	井上　亮
イラスト	Rococo Creative
取材協力	新百合ヶ丘総合病院
	株式会社千代田テクノル／日本アキュレイ株式会社
印刷・製本	株式会社木元省美堂

なお、「スタンフォード大学脳神経外科 ジョン・アドラー教授」の写真は、本人から送られてきた画像を掲載したものです。

ⓒ2015 Takanori Fukushima /Shinichiro Miyazaki
本書の一部あるいは全部を無断で複写・複製あるいは転載することは、法律で定められた場合を除き著作権の侵害になります。
ISBN978-4-7650-1496-0